# SEXO
# De férias!

Levi Órion

# 1

## NA FOGUEIRA!

Olhei para o mar iluminado pela lua cheia na escuridão da noite.

Isso soa romântico, não é?

Sim, foi assim.

Uma bela noite romântica na costa mediterrânea espanhola. Era agora pouco mais de uma hora da manhã. Estou sentado aqui há três horas fazendo música. As cordas afiadas fizeram meus dedos queimarem. A guitarra estava lentamente ficando pesada nos meus joelhos e minhas costas estavam começando a doer um pouco.

Mas joguei melhor do que nunca na minha vida. Nenhuma nota errada havia deixado meu instrumento esta noite. Nenhum zumbido de uma corda fracamente tocada, nenhum tom discordante causado por uma mudança de acorde no lugar errado.

Eu mesmo mal entendi!

Na verdade, eu não toco muito bem.

Talvez tenha sido a atmosfera romântica desta praia na costa mediterrânea da Espanha.

Olhei em volta e vi o verdadeiro motivo!

Era ela!

Mas as primeiras coisas primeiro: Como eu realmente acabei aqui?

Há uma semana eu havia chegado aqui na Espanha com meus dois melhores amigos. Passamos catorze dias juntos uma vez por ano, e fazemos isso há dez anos. Já é um pouco de tradição.

Todos os anos empacotamos meu ônibus VW, dirigimos de Munique pela Suíça, França até a Espanha. Em algum lugar paramos e alugamos uma pequena cabana à beira-mar.

O mesmo processo todos os anos, mas sempre um destino de férias diferente. Nunca sabemos onde chegamos e o que vamos encontrar. Mas a cada ano se tornava um feriado perfeito.

Assim também este ano.

Encontramos uma pequena casa a cerca de cem quilômetros de Barcelona. Nossa rotina diária consistia em praia, mar, o programa noturno da discoteca, álcool e garotas.

Tínhamos outra coisa planejada para esta noite. Compramos algumas garrafas de vinho tinto, alguns petiscos e lenha em um supermercado.

Outra tradição foi planejada esta noite!

Fogueira e música de guitarra!

Esqueci de mencionar que sou músico, canto muito bem e toco violão razoavelmente.

As horas junto ao fogo passaram.

Comemos, bebemos, rimos, bebemos, comemoramos e bebemos ainda mais. Como todos os anos, mais e mais estranhos vinham à fogueira. Através do brilho do fogo e da minha música de violão, podíamos ser ouvidos de longe e atraímos os românticos do feriado como mariposas para uma luz.

Aí estava a atração.

Completamente estranhos sentados ao redor de uma fogueira, bebendo vinho tinto, curtindo a praia e o mar e conversando.

Enquanto isso, mais de vinte pessoas já estavam sentadas ao redor de nossa fogueira. Pequenos grupos se encontravam em todos os lugares, conversando animadamente. Todos pareciam estar se divertindo muito.

Eu estava completamente absorto no meu mundo musical, então nem percebi que uma linda garota loira havia se sentado ao meu lado. Ela não disse uma palavra, olhou sonhadoramente para o mar e ouviu minha música.

Durante uma pausa, ela olhou para mim com seus olhos azuis brilhantes.

"Meu nome é Ela ", ela se apresentou.

"Henri", respondi apenas brevemente, porque em tal situação sempre me faltavam as palavras.

"Você tem uma voz linda." Eu ouvi sua voz suave.

Fiquei sem palavras novamente. Eu queria dizer que o brilho nos olhos dela é mais bonito do que qualquer tom da minha voz. Mas é claro que não ousei e fui para território seguro.

Conversamos sobre música.

Em pouco tempo sabíamos tudo sobre o gosto musical um do outro. Contei a ela sobre minha antiga banda e logo depois descobri que até recentemente ela havia cantado em uma banda. O fato de ela ter parado ali provavelmente estava relacionado ao fato de o baterista ser seu novo ex-namorado.

"Posso ficar com você, ou estou incomodando?" ela me perguntou.

"Se você cantar alguma coisa também," eu respondi.

Ela corou um pouco, mas acenou com a cabeça.

A essa altura já estava ficando bem escuro. O ar da noite de verão havia esfriado um pouco. O fogo banhava seus arredores com uma luz quente.

As faíscas voaram para o céu claro da noite e se misturaram com as estrelas.

O primeiro já tinha saído. Alguns se sentaram à beira-mar, outros ao redor da lareira e me observaram começar outra música. Minha voz não é espetacular, mas Ela parecia gostar.

Essa era a única coisa que importava para mim.

Eu queria ouvir sua voz!

E o que ouvi em seguida quase me deixou sem palavras. Como se tivesse sido ensaiado uma centena de vezes, entrou no refrão. Até hoje não entendo muito bem como uma voz tão cheia e forte pode vir de um ser tão delicado.

A essa altura, o mais tardar, todos que não tinham sido atraídos pelo meu canto estavam a caminho da fogueira para ver quem estava cantando.

Eu toquei o refrão várias vezes e cada vez ela variava a melodia de forma diferente. Devemos ter tocado a mesma parte dessa música por quase cinco minutos sem ninguém ficar entediado.

Encontrar mais músicas para tocarmos juntos foi muito fácil. Tínhamos o mesmo gosto musical e conhecíamos as mesmas músicas. Um após o outro, tocamos como se estivéssemos fazendo música juntos há anos.

Eu nunca experimentei música de fogueira silenciando o público. Normalmente você adiciona um pouco de música às conversas das pessoas. Mas esta noite ninguém se atreveu a falar. Todos tinham medo de perder uma única nota do canto de Ela .

Eu também fui cativado por ela!

Sua voz me cativou desde o primeiro momento. Muito calmamente e com moderação eu a acompanhei cantando com meu velho violão. Fiquei quase envergonhado por ter que acompanhar um cantor tão fantástico em um instrumento tão pobre. Todos nos ouviam , até o fogo parecia dançar ao ritmo da nossa música.

As pessoas ao nosso redor se tornam cada vez menos ao longo do tempo. Mas ela ainda se senta ao meu lado e me mantém cativa com sua voz.

Pouco antes das três horas da manhã, só nos sentamos sozinhos na fogueira. Não havíamos notado como um após o outro foi embora.

Enquanto jogávamos, seu olhar desaparecia em algum lugar entre as chamas do fogo que diminuíam lentamente.

Meus olhos estavam grudados nela o tempo todo.

Eu observei seus lábios formarem cada som, pensei que pudesse distinguir cada nota subindo por sua garganta, e observei seu peito subir e descer com cada respiração.

Então veio a última nota dessa música.

Ela sorriu para mim. Eu não conseguia falar uma palavra, mas sorri de volta suavemente.

Um "PLING" alto nos arrancou de nossa rigidez.

Minha corda D quebrou!

"Parece que já jogamos o suficiente por hoje", disse ela, um olhar arrependido em seu rosto. Com o coração pesado, deixei minha guitarra de lado.

Ela veio até mim naturalmente, sentou-se ao meu lado e colocou o braço em volta dos meus ombros. Eu gostava do peso de sua cabeça descansando em meu ombro.

Foi maravilhoso senti-la tão perto de mim. Seu calor e proximidade me fizeram bem. Só agora percebi o quão legal tinha se tornado. Sem me separar dela, peguei a pilha de lenha restante e adicionei alguns troncos.

As chamas ardentes rapidamente afastaram o frio. Mesmo assim, ela se aconchegou cada vez mais perto de mim, como se ainda estivesse congelando.

Senti sua mão nas minhas costas, notei como ela empurrou sob o tecido da minha camisa e senti seus dedos frios diretamente na minha pele.

Nós apenas sentamos lá para sempre e apreciamos a proximidade e o calor um do outro. O mundo ao nosso redor não parecia mais tão importante. O murmúrio de vozes estranhas parou. Até as chamas do fogo pareciam dançar mais devagar, só para não perturbar a quietude do momento. O mundo simplesmente parou!

Sem que eu percebesse, de repente nos olhamos. No crepúsculo, seus olhos azuis pareciam tão profundos que eu queria me afogar neles. Suas feições brilhavam no vermelho e amarelo do fogo. Eu acariciei uma mecha de cabelo de seu rosto com um dedo e empurrei atrás de sua orelha. Como se por si só , sua bochecha se aninhou contra minha palma. Eu lentamente trouxe seu rosto para o meu. Apenas milímetros separavam nossos lábios.

O beijo afastou todo o frio!

Seus lábios eram tão delicados e macios que o toque passou por mim até o último canto do meu corpo. Abri um pouco a boca e rocei seu lábio inferior com a língua. Como se esperasse por aquele pequeno sinal, ela me deixou entrar.

O beijo que começou tão gentilmente se tornou cada vez mais apaixonado e exigente. Ela me cumprimentou com a língua e uma dança selvagem, molhada e quente começou entre nossos lábios. Sua mão ainda estava acariciando minhas costas. Eu podia sentir suas unhas raspando o tecido fino da minha camisa. As pegadas que eles deixaram queimaram tão quente quanto o fogo ao nosso lado.

Minhas mãos também começaram a explorar seu corpo. Com a mão esquerda, empurrei um pouco sua blusa para cima e toquei a pele macia de sua barriga lisa. Coloquei minha mão direita em sua coxa e gentilmente comecei a empurrar sua saia para cima. Senti sua calcinha com as pontas dos meus dedos. Eu lentamente esfreguei o tecido fino que se estendia sobre as lindas curvas de seus quadris.

Ela me olhou surpresa quando me afastei dela e me levantei. Ela parou na minha frente imediatamente.

Ela me deu apenas um beijo rápido e fugaz antes de se deitar na areia macia da praia. Deitada de costas, cotovelos apoiados , ela me apresentou seu corpo como se dissesse "venha até mim". Um sorriso brincou em seus lábios. Ela parecia ser capaz de realizar todos os desejos e anseios que eu já tive.

A luz bruxuleante do fogo fez seu rosto parecer quase artificialmente bonito. A cena inteira parecia mais um sonho do que realidade. A areia macia abaixo de nós, o fogo ao nosso lado e as estrelas acima de nós.

Mas de qualquer forma, se for um sonho eu vou aproveitar enquanto posso e todos os meios foram bons para eu não acordar agora.

Sem perder mais tempo ou palavras desnecessárias, me deitei ao lado da garota e procurei seus lábios para outro beijo. Nossas línguas se encontraram novamente em uma dança apaixonada.

Muito perto, senti seu corpo quente e trêmulo. Eu a senti empurrando em minha direção. Suas unhas estavam nas minhas costas novamente. Seu seio macio e cheio pressionado contra mim, seu abdômen pressionado contra mim.

Certamente ela já podia sentir minha excitação penetrando no tecido da minha calça. Com cada movimento de seu corpo, ela se esfregou contra minha ereção. Ela parecia gostar de me provocar.

Com um puxão, ela envolveu uma perna em volta da minha cintura e me puxou ainda mais para perto dela. Tivemos que interromper nosso beijo por um momento enquanto ela pressionava com tanta força contra o meu colo.

Um gemido comum soou na noite.

Ficamos parados por alguns segundos, olhando diretamente nos olhos um do outro, seguido por um sorriso e um movimento rápido dela. Ela subiu em cima de mim e sentou no meu abdômen.

Seu rosto me disse o que ela queria.

Ela lentamente desabotoou sua blusa enquanto sua pélvis continuava a circular sobre o meu colo. Esse movimento quase me deixou louco.

Apenas algumas camadas de tecido me impediram de penetrá-la. Um movimento rápido de seus ombros e a blusa deslizou para o chão.

Inclinei-me e beijei seu pescoço e a pele não coberta pelo sutiã acanhado. Sua mão na parte de trás da minha cabeça me puxou ainda mais apertado entre seus seios.

Aquele pedaço de tecido irritante que queria manter suas curvas longe de mim tinha que ir. Com meus dedos gananciosos eu apalpei suas costas e desabotoei o fecho de seu sutiã. Nada mais estava no caminho das minhas carícias. Beijei a pele macia de suas curvas rechonchudas e senti como cada contato dos meus lábios perseguia um novo choque elétrico através de seu corpo. Um gemido suave escapou de seus lábios enquanto minha língua acariciava um de seus botões pela primeira vez. Seu corpo estremeceu em meus braços enquanto eu massageava suavemente seus mamilos com meus lábios.

Agora ela começou a me despir. Com movimentos firmes ela desabotoou os botões da minha camisa. Sem ser impedido por material perturbador, agora eu sentia seus dedos em minha pele. Ela se inclinou e beijou meu pescoço até alcançar minha boca e nos beijamos profundamente novamente.

Então eu senti seu corpo esbelto deitado em mim.

Seu peso, seu calor, sua pele.

Puro e inalterado!

Nossos corpos esfregavam um no outro com tanta força, como se quiséssemos ser uma só, em vez de duas pessoas separadas. Minhas mãos acariciaram suas costas e a puxaram ainda mais para perto de mim.

Então eu empurrei sua saia para cima e massageei suas nádegas firmes. Meus dedos deslizaram suavemente sob o tecido de sua calcinha-

Eu gentilmente trabalhei a pele macia e quente e senti cada movimento meu.

Demais para mim!

Perdendo toda a contenção, eu a abracei com força e a virei de costas novamente. Gemendo, ela inclinou a cabeça para trás enquanto eu beijava seu pescoço.

Ela arqueou as costas tensamente quando comecei a massagear seus seios com as duas mãos e minha boca beijou seus mamilos. Levou apenas alguns segundos de jogo da minha língua antes que seus botões se animassem.

Suas mãos seguraram minha cabeça.

Ela agora determinava a direção e a velocidade em que minha ternura percorria seu corpo. Seu estômago se contraiu com cada beijo subsequente de mim. Fiquei em seu umbigo por um tempo particularmente longo porque ela parecia muito sensível aqui.

Cada beijinho , cada língua, cada sopro de ar fazia seu corpo estremecer debaixo de mim. Ela me deixou ficar aqui por menos tempo do que eu gostaria, antes que a pressão de suas mãos me direcionasse inequivocamente para o centro de seu prazer. Olhei para cima com um sorriso travesso enquanto abria o zíper da saia preta.

Com olhos impacientes, ela esperou minha próxima ação.

Eu lentamente comecei a puxar sua calcinha para baixo. Ela imediatamente levantou a pélvis ligeiramente para me ajudar.

Então ela ficou completamente nua à mercê dos meus olhos!

Ela era tão linda!

Apenas um beijo em sua coxa fez seu corpo tremer. Meus lábios lentamente se moveram para cima. Cada um dos meus toques foi acompanhado por um gemido que aumentou em tom e volume.

Até os sons de seu desejo soavam como música para meus ouvidos. Ela abriu as pernas um pouco, me deu mais espaço e queria facilitar o acesso ao seu centro.

À luz do fogo, vi o brilho úmido que já cercava suas fendas. Seu cheiro envolveu meus sentidos e se misturou com o cheiro de grama macia e fogo.

Seus gemidos soaram como uma música no meu ouvido enquanto minha língua acariciava seus lábios inchados pela primeira vez. Repeti esses movimentos algumas vezes e observei com interesse como suas costas se endireitavam cada vez mais. Ela empurrou sua pélvis contra mim cada vez mais selvagemente e seus gemidos ficaram cada vez mais altos.

Ela já estava muito perto do limite de seu clímax.

Quando meus lábios rodearam sua pérola e sem aviso eu penetrei sua vagina com dois dedos, apenas alguns segundos se passaram antes que o orgasmo a invadisse.

Ondas de prazer percorreram seu corpo inteiro. Seus músculos pélvicos ritmicamente cercaram meus dedos como se ela quisesse me puxar ainda mais para dentro dela.

Pareceu levar séculos antes que sua luxúria diminuísse lentamente e o aperto em suas pernas relaxasse.

Sem quebrar o contato entre meus lábios e sua pele, eu lentamente lambi seu corpo de volta. Eu a deixei saborear o gosto de sua luxúria da minha língua.

Completamente relaxada, ela agora estava deitada embaixo de mim e retribuiu meu beijo enquanto me segurava fracamente envolta em seus braços.

As chamas ao nosso lado estavam quase acabando, mas o frio da noite não poderia prejudicar nossos corpos superaquecidos a esta hora. Nossos corpos se aconchegaram juntos.

Lentamente tirei minhas calças. Ela observava tudo com olhos curiosos. O tecido fino do meu short era agora tudo o que impedia nossa união.

Sua respiração acelerou enquanto ela estudava a protuberância da minha calcinha. Então ela empurrou suas partes íntimas firmemente contra meu short e começou a se esfregar em mim.

Senti a luxúria em meu corpo quase dolorosamente. Cada batida do meu coração parecia servir apenas para bombear mais sangue para o meu pênis ereto.

Suas mãos deslizaram pelas minhas costas até o cós da minha calcinha. Ela lentamente puxou o tecido para baixo em mim para apagar este último limite entre nós.

Cuidadosamente, para saborear nosso desejo o maior tempo possível, deitei em cima dela. Apoiei-me nos cotovelos para não colocar todo o meu peso sobre ela e ainda sentir todo o seu corpo contra a minha pele.

Algumas vezes eu deixei minha glande deslizar por sua fenda. Cada vez eu abria seus lábios um pouco mais e penetrava mais fundo nela.

Mal pude conter minha expectativa!

Com um movimento repentino da minha pélvis eu estava dentro dela!

Senti seu calor úmido me envolvendo, empurrando contra meu membro.

Nossos gemidos conjuntos eram o único som naquele momento. Pela segunda vez naquela noite, nossa música encheu a área. Nenhum de nós estava interessado em quem ainda estava nos ouvindo. Tudo o que importava era nós e nossos sentimentos um pelo outro.

Por um momento, ficamos imóveis e aproveitamos o momento de nossa união.

Então comecei a me mover dentro dela e a senti seguir o ritmo das minhas estocadas.

Seu corpo inteiro esfregou contra mim.

Inclinando a cabeça para trás, ela apresentou seu lindo pescoço para mim. Como se por si só, meus lábios deslizaram sobre ele, cobrindo a pele delicada com beijos.

Acelerei um pouco nossa batida e pude sentir a tensão crescendo em cada músculo de seu corpo. Ela tentou abrir as pernas cada vez mais para sentir meu pênis ainda mais fundo dentro dela.

Sua caverna molhada me envolveu cada vez mais apertado.

Cada movimento aumentava nosso prazer, acelerava nosso ritmo e nos aproximava de um clímax compartilhado. Apenas uma linha tênue nos separava da euforia redentora do orgasmo. Ela enrolou as pernas em volta de mim novamente e com um puxão violento, ela me puxou ainda mais para dentro dela.

Com este movimento, neste momento chegou a hora!

Os gemidos de nossa explosão conjunta encheram a noite.

Pássaros levantaram voo e o fogo que há muito se extinguiu acendeu-se para nós uma última vez.

Cada músculo estava tenso até o ponto de ruptura.

Cada pensamento havia deixado a mente para dar lugar a esse sentimento avassalador!

A lua e as estrelas sorriam para nós. A noite virou novamente enquanto estávamos exaustos e felizes ao lado das brasas restantes da fogueira.

O ar frio encontrou seu caminho em nossos membros. Embora tudo em mim estivesse relutante em soltá-la de meus braços, levantei-me e, nu como estava, caminhei até minha bolsa de praia. Peguei dois cobertores e corri de volta para ela.

Enquanto eu ouvia na escuridão, eu podia ouvir outros amantes gemendo. Pela segunda vez hoje, nossa música enfeitiçou nossos ouvintes. Nossa música juntos havia carregado nosso desejo e desejo por outro casal amoroso.

Enquanto isso, ela havia colocado a lenha restante nas brasas e avivado o fogo novamente.

Não dissemos uma palavra desnecessária.

Os sorrisos em nossos rostos diziam um ao outro tudo o que era necessário. Com um ronronar agradável, ela se aninhou em meus braços. Enrolei os cobertores em torno de nós dois e sabia que nenhuma noite, por mais fria que fosse, poderia tirar o calor deste momento de nós.

Adormecemos ao lado do fogo, abraçados.

Guardado pelas estrelas e envolto em uma noite maravilhosa.

# 2

## FÉRIAS NA TURQUIA!

Voar sozinho nas férias?

Voando sozinha para a Turquia como uma mulher loira e muito atraente?

Parece estranho, mas foi assim que aconteceu!

Por quê? Eu não sei mais.

Era agosto do ano passado. Meu chefe me deu duas semanas de trabalho temporário porque não havia pedidos suficientes durante os meses de verão.

Minhas amigas não puderam tirar férias em tão pouco tempo. Eu não tinha um namorado fixo.

Então, o que mais havia para eu fazer?

Passar o dia inteiro sozinho em Munique?

Não, eu não estava com vontade de fazer isso.

Então fui a uma agência de viagens e perguntei sobre uma oferta barata de última hora.

Peru!

Só na Turquia havia hotel grátis e voo barato.

Não pensei duas vezes e reservei a viagem.

O hotel ficava em uma praia perto de Antália.

Soou melhor para mim do que dez dias em Munique.

Então: faça as malas e vá para o aeroporto.

O vôo durou apenas quatro horas, e a viagem de ônibus até o hotel foi apenas uma hora.

Então eu finalmente cheguei.

Sozinho na Turquia!

Alto, magro, com longos cabelos loiros.

Aparentemente, chamei minha atenção quando fiz o check-in, porque ouvi assobios polifônicos.

Mas não vi ninguém!

Ok, foi difícil me ignorar. Eu havia escolhido minhas roupas de verão antes da partida, um sutiã de apoio, uma camiseta sem barriga e costas, shorts jeans, tanga e apenas tênis.

Ao mesmo tempo, muitos convidados haviam chegado, então eu mesmo carreguei minha mala até o quarto. Já às 13h consegui desfazer a mala e decidi ir imediatamente para a praia.

Vesti uma camiseta amarela folgada, tanga preta, boxers pretos e chinelos, levando minhas toalhas e protetor solar comigo. Deixei minha chave na recepção e fiz meu caminho para o mar.

Claro, esqueci minha identificação do hotel, que me dava bebidas grátis, no meu quarto.

Não importa, pensei comigo mesmo e ouvi esse assobio novamente.

Desta vez consegui distinguir dois funcionários do hotel!

Tive que sorrir por dentro porque os dois meninos tinham no máximo 160 cm de altura e, portanto, quase oito centímetros mais baixos que eu.

Mas desde que me deixassem em paz, deveriam assobiar para mim.

Cheguei na praia nessa hora tive um grande problema em conseguir uma espreguiçadeira grátis. Perguntei a um funcionário do hotel que explicou que havia uma espreguiçadeira para cada hóspede. Ele me mostrou a localização aproximada de onde o meu precisava estar.

Depois de uma breve pesquisa, finalmente encontrei a espreguiçadeira com o número do meu quarto. Todos os assentos ao meu lado estavam ocupados.

Então eu comecei a creme eu mesmo. O sol na Turquia em agosto estava muito forte, então decidi me deitar na sombra.

"Devo colocar loção nas suas costas?"

Quase me assustei quando uma voz masculina soou bem ao meu lado.

Sentei-me e fiquei sem palavras no início.

Na minha frente estava o homem dos meus sonhos!

Magro, alto, musculoso com cabelo preto curto.

uau !

Isso não pode ser verdade, pensei e engoli.

Ele percebeu minha incerteza e sorriu.

"Eu assustei você?" ele perguntou em um tom gentil.

"Não, não", eu gaguejei em resposta.

Percebi que estava agindo como uma garota púbere conhecendo um garoto pela primeira vez.

Eu tive que mudar isso rapidamente porque eu estava inquieto com seu olhar.

Enfiei a mão no bolso e entreguei a ele meu protetor solar.

"Eu adoraria", eu disse. "Mas só se eu puder colocar loção em você também."

Ele riu e respondeu com uma voz sonora e melodiosa.

"Isso é o que eu ia pedir de qualquer maneira."

"Ok, então eu vou começar," eu disse, me levantando e ficando ao lado dele. "Deite-se de bruços."

Ele voluntariamente atendeu ao meu pedido. Ajoelhei-me ao lado dele e lentamente comecei a massagear suas costas musculosas.

Corri meus dedos suavemente sobre sua pele e senti um arrepio percorrer seu corpo, ele parecia estar gostando.

Agora era a minha vez e eu tinha que deitar de bruços. Eu joguei meu cabelo para frente para que minhas costas ficassem nuas.

Ele me pagou de volta!

Muito, muito ternamente ele massageou o protetor solar em mim. Eu gostei, mas ele foi um pouco atrevido e acidentalmente acariciou meus seios de lado, que já eram perceptíveis.

Meus mamilos endureceram!

Mas ele se tornou um explorador. Ele acariciou minha espinha com a ponta dos dedos, agora eu tremia pelo meu corpo.

Eu não tinha me recuperado disso quando ele cuidadosamente passou creme em minhas nádegas.

Eu cerrei os dentes para não gemer!

Na verdade, eu deveria ter colocado um fim nisso.

Mas por que?

Eu gostei e ele era o homem dos meus sonhos anteriormente não realizados.

Embora eu tenha pensado brevemente: Você não sabe nada sobre ele, nem mesmo seu nome!

Fui tirada desses pensamentos quando ele felizmente passou creme nas minhas coxas, no interior das minhas pernas.

Quando ele também tocou as cavidades dos meus joelhos de forma particularmente intensa, tive que morder o lábio novamente para não gemer.

"Agora está tudo bem", eu disse deliberadamente impetuoso, ao que ele respondeu que tinha a sensação de que eu tinha gostado muito.

Só então eu olhei para ele e corei!

Ele sorriu para mim e disse que o vermelho combina muito comigo. Eu me recompus e agradeci.

"Eu sou Tobias", ele então se apresentou.

"Laura," eu respondi.

"Você só chegou hoje, não é?"

"Sim, apenas uma hora atrás."

"E imediatamente eu encontrei você. Este é meu dia de sorte", disse ele, sorrindo.

Conversamos sobre todas as coisas de Deus e nos demos muito bem imediatamente. Então fiquei com sede.

Ele me convidou para ir ao bar da praia com ele. Coloquei minha camiseta e fomos até o bar. Sentamos juntos, nossos joelhos se tocando.

Um arrepio percorreu meu corpo.

Mas enquanto isso eu também não me importei, ele pediu para nós e brindamos um ao outro. Tivemos uma boa conversa, seus dedos acariciando meu braço ou coxa de vez em quando.

Eu sentia arrepios todas as vezes.

Eu poderia tê-lo ouvido para sempre, sua grande voz me fascinou. O tempo voou. Quando o sol começou a se pôr, ele percebeu que era hora de ir para os quartos e se trocar para o jantar.

Pegamos as coisas dos sofás, entramos no hotel e dirigimos até os quartos. Ele morava no mesmo andar.

Tomei um banho demorado, depois coloquei um sutiã levemente de apoio, uma blusa branca, uma minissaia preta, uma tanga branca e sapatos brancos de salto alto.

Então esperei e logo houve uma batida.

Abri rapidamente a porta e lá estava ele parado na minha frente.

Ele usava uma camisa branca, os botões de cima desabotoados e calças pretas elegantes. Ele parecia muito bom e sorriu para mim.

Enquanto descíamos o elevador, ele sussurrou ternamente em meu ouvido.

"Você está bonita."

Fomos levados à mesa e comemos alguma coisa. Fiquei feliz quando pudemos sair do restaurante. Já estava escurecendo e ele me perguntou se devíamos dar uma volta na praia.

Concordei alegremente, como sempre imaginara tal situação, caminhando com o homem dos meus sonhos na praia ao luar sob um céu estrelado e claro.

Sem perguntar, ele pegou minha mão. Caminhamos devagar e sem palavras até a praia, meu coração batendo na garganta.

A água ondulava suavemente e as estrelas brilhavam.

Eu tinha planejado dizer tanto a ele, me virei para ele, nos olhamos e não consegui emitir um som.

Ele sorriu para mim e acenou com a cabeça, como se soubesse que eu queria lhe dizer algo. Minha garganta estava apertada, então eu apenas o abracei e o beijei com força na boca.

Agora ele parecia surpreso.

Olhei em seus olhos brilhantes e sabia que ele era o que eu estava sempre procurando.

Ele rapidamente retribuiu meu beijo. Muito, muito terno e gentil.

O beijo pareceu durar para sempre. Quando nossos lábios se separaram, caminhamos sem palavras pela praia.

Fiquei excitado com sua proximidade. O tecido da minha calcinha já estava grudado nos meus lábios.

Eu o queria!

Mas eu poderia apenas dizer isso?

Quando chegamos ao hotel, peguei sua mão e o puxei para o meu quarto. Abri a porta e segundos depois estávamos na minha cama.

Eu estava deitada, ele estava sentado na minha barriga e tinha pressionado minhas mãos à direita e à esquerda da minha cabeça.

"Agora eu vou torturá-lo até a morte", ele respirou amorosamente.

"Você pode fazer qualquer coisa comigo," eu respondi, respirando rapidamente. "Eu sou só seu!"

Ele me beijou, mordiscou minhas orelhas, fez cócegas no meu pescoço.

Logo estávamos sem fôlego.

Ele desabotoou os botões da minha blusa com uma mão e brincou ao redor dos meus mamilos com as pontas dos dedos da outra mão. Sua língua conquistou minha boca. Eu gemi apaixonadamente.

Agora eu também abri sua camisa e a tirei.

Ele beijou meus seios, pegou meus mamilos entre os dentes e os mordiscou com ternura. Um calafrio após o outro percorreu meu corpo, meus dedos haviam cravado em suas costas.

Agora ele arrancou minha minissaia e tanga com um puxão e me tinha nua à sua disposição.

Ele me olhou com atenção. Seus olhos se demoraram extensivamente no meu triângulo loiro de pelos pubianos. Eu abri minhas coxas e dei a ele uma visão clara da minha fenda.

"Você é maravilhosa."

Ele agora estava cheio de paixão!

Suas calças e calcinhas caíram ao lado da cama.

Agora eu pedi que ele se deitasse.

Acariciei sua barriga, seu peito, brinquei em torno de sua melhor peça e vi como seu pênis ereto.

Eu cuidadosamente peguei seu pau na minha mão, puxei seu prepúcio e mordisquei sua glande. Isso não o deixou frio. Ele ficou duro e gemeu.

Agora eu brincava ao redor de sua glande com minha língua e empurrei seu eixo com a minha mão. Então eu coloquei na minha boca e brinquei com a minha língua. Movi minha cabeça para cima e para baixo, sua pélvis fez o mesmo, enchendo minha boca completamente.

Então ele se virou para que pudéssemos assumir a posição 69. Ele trabalhou na minha vagina peluda loira com dedos, lábios e língua. Ele também parecia gostar do meu ânus particularmente bem. De novo e de novo ele beijou e lambeu meu esfíncter.

De repente, senti seu corpo começar a se contorcer.

Seu pau excitado vibrou e pareceu explodir!

Então ele atingiu seu clímax e bombeou seu esperma quente na minha garganta. Engoli tudo e percebi que seu membro não perdia a dureza!

Ele ainda estava operacional.

Meu homem dos sonhos tinha um galo dos sonhos!

Nos olhamos rindo.

Eu deslizei um pouco para frente e mexi minha bunda convidativamente.

Ele parecia ter entendido meu pedido e não demorou a vir. Eu o senti se endireitar e se posicionar atrás de mim. Seu falo duro esfregou minha rachadura molhada.

Com um único e forte empurrão, ele me penetrou completamente.

Eu gritei minha luxúria em voz alta!

Eu precisava disso agora!

Sem sentimento e ternura ele me bateu forte.

Ele se inclinou para frente e girou meus mamilos duros com os dedos.

Eu gritei de prazer!

Então no começo eu não percebi como ele empurrou sua glande

através do meu esfíncter. Eu queria me virar, me contorcer, mas não tive chance.

Com um empurrão forte ele penetrou completamente em meus intestinos!

Ele me fodeu na bunda na nossa primeira noite.

Quão legal foi isso?

Meu sonho. Finalmente se torna realidade.

No meu coração sou uma égua anal submissa e quero ser levada com força.

Ele fez isso!

Ele me fodeu com tanta força no meu ânus que eu já estava com medo que ele rasgasse minha roseta.

Depois de duas ou três estocadas, a dor deu lugar a um prazer sem limites e percebi que voltaria em breve. Seu pau também se contraiu em meus intestinos, mas ele continuou a me foder com estocadas calmas por um longo tempo.

Então chegou a hora!

Nós dois gozamos ao mesmo tempo, em um orgasmo quase sem fim.

"Sua cadela com tesão," ele respirou amorosamente. "Deite-se de bruços."

"Mas estou exausta e quero abraçar", respondi.

"Deite-se de bruços!" ele ordenou mais severamente.

A umidade escorria dos meus lábios, seu tom de comando me deixou tão excitada.

Então me deitei de bruços e abri as pernas. Então ele enfiou dois dedos da mão esquerda na minha bunda e começou a me foder. Com a outra mão ele massageava meu clitóris.

Novamente eu estava perto de um orgasmo.

Quando ele então acariciou meus lábios e clitóris, me fodeu ainda mais forte na bunda com os dedos, estava feito.

O que eu nunca pensei que fosse possível aconteceu.

Tive o orgasmo mais forte da minha vida.

Os sentimentos correndo pelo meu corpo simplesmente não paravam. Eu me empurrei como um peixe fora d'água.

Depois que voltei à Terra, nos abraçamos e nos beijamos. Tomamos banho juntos e nos ensaboamos.

Voei sozinho para a Turquia e não me arrependi.

Posso, portanto, recomendar este belo destino de férias a todos!

# 3

---

## *ESPOSA INFIEL EM BELEK!*

Férias de novo finalmente!

Após os longos meses chuvosos em Munique, estávamos ansiosos pelo sol quente da Turquia,

Embora tivéssemos resolvido nunca passar férias no mesmo lugar duas vezes, tínhamos gostado tanto de Belek no ano passado que reservamos uma segunda vez.

Ah sim, ainda não me apresentei.

Meu nome é Marcel, tenho 29 anos e infelizmente apenas 172 cm de altura. Sofro muito com minha baixa estatura. Para piorar as coisas, eu também tenho um pênis pequeno. Como não pratico nenhum esporte, minha figura não pode ser descrita como atraente.

Mas milagres acontecem na vida!

Eu era casado com uma mulher de sonho absoluta. Jennifer, chamada Jenny para abreviar, é muito magra, tem longos cabelos loiros e um busto imediatamente atraente de 80 D. Ela tem muito orgulho de sua aparência, especialmente de seu cabelo, e cuida de si mesma de acordo. Ela é uma escriturária de impostos treinada e ainda trabalha no escritório de impostos onde concluiu seu aprendizado.

Que uma mulher tão sonhada tenha se casado comigo foi um verdadeiro milagre!

Moramos a oeste de Munique, estamos juntos há cinco anos e casados há seis meses. Não tínhamos tempo para uma lua de mel naquela época, então compensamos na Turquia.

Peru!

Agora eu sabia por que minha esposa realmente queria ir para a Turquia.

Agora sei que Jenny era amiga de um turco quando jovem, que também a deflorou. Ela estava namorando Kenan há dois anos e tinha uma queda sexual por ele. Ela fez tudo o que ele queria, treinada como um cachorrinho. Para desgosto de seus pais, já se falava em casamento. Mas o namorado da época cedeu aos apelos da família e acabou se casando com uma moça turca. Aconteceu nas chamadas férias na Turquia, apenas com seus pais, na aldeia de onde eles vêm. Enfiado por seus parentes que também escolheram a noiva.

Foi uma grande decepção para Jenny e seus pais temiam que ela se machucasse.

Eu não sabia nada sobre isso, caso contrário não teria reservado férias na Turquia.

Conheci Jennifer no trabalho. O escritório de impostos onde ela trabalhava também fez minha declaração de imposto. Um dia tive coragem de convidá-la. Ela aceitou e se casou comigo cinco anos depois.

Como sei hoje, ela nunca esqueceu a memória de seu namorado turco.

No início do nosso relacionamento, eu tinha dúvidas se realmente poderia satisfazê-la com meu pênis pequeno, porque infelizmente ele mede apenas doze centímetros e não é particularmente grosso.

Quando perguntei a ela sobre essa minha fraqueza física, ela apenas riu e disse que não importava nada.

Dependeria apenas de como você fez isso. É importante em tudo que vocês se tratem igualmente e, claro, com ternura. Ela estava farta do domínio e do comportamento machista de seu primeiro namorado. O amor está em primeiro plano em uma parceria, respeito mútuo e confiança, que você responda aos desejos do seu parceiro, leve-os a sério e não o trate como uma pessoa inferior, como um escravo.

Eu acreditei em cada palavra dela.

Não importava que meu pênis fosse pequeno.

Eu acreditei em cada palavra dela.

Quão ingênuo eu era?

Mas eu amava minha esposa, então confiei em suas palavras. Eu não tinha lamentado um momento de estar com ela em cinco anos. Na minha opinião, também tivemos uma vida sexual plena e satisfatória e fomos muito felizes juntos. Se havia problemas, conversávamos sobre eles e, portanto, quase não tínhamos argumentos.

Eu tinha certeza de que satisfazia suficientemente minha esposa.

Eu era realmente muito ingênuo!

Agora estávamos na Turquia e tínhamos duas semanas maravilhosas de férias pela frente aqui na Riviera Turca. A transferência de Antalya levou apenas meia hora, então chegamos ao hotel por volta das 13h

Graças a Deus apenas um outro casal desceu do ônibus além de nós, então não havia multidão na recepção. O quarto estava mesmo pronto e fomos capazes de desfazer as malas imediatamente.

O quarto era perfeito. Ficava no terceiro andar de uma ala de três andares no lado esquerdo do complexo. A varanda dava para o jardim com vistas ininterruptas sobre as palmeiras para o mar. O tempo estava bom, nenhuma nuvem no céu azul, o ar estava 28 graus, o mar ainda estava um pouco frio no início do verão, mas havia uma piscina aquecida. Reencontrámo-los, todos os funcionários do hotel com quem estivemos em contacto próximo ao longo do ano passado e eles também nos reconheceram e nos saudaram calorosamente.

Nada deve atrapalhar nossas férias!

Nós só queríamos relaxar e descontrair, só queríamos sair e as únicas atividades além do amor, comida e bebida deveriam ser algum exercício, descansar ao sol e caminhadas curtas na praia.

À noite, depois do jantar, minha esposa queria fazer compras. Tudo o que tínhamos a fazer era sair do hotel e atravessar a rua. No lado oposto havia uma loja atrás da outra. Havia joalherias , óticas, farmácias, lojas de roupas e muito mais.

Conhecíamos a maior loja de jeans e camisetas do ano passado. Já tínhamos comprado algumas coisas aqui e sempre recebemos conselhos muito bons.

Jenny queria ir a esta loja!

Eu não me preocupei com isso, pois me lembrava do proprietário como sendo muito amigável.

Nós falamos de várias lojas, mas finalmente acabamos de volta na loja de jeans e roupas de Hasan .

Este é o lugar onde Jenny queria ir!

Ela sorriu.

Quão ingênuo eu era então?

O amigável turco imediatamente nos convidou para um raki . Aceitamos com gratidão esse costume turco. Sentamos nos fundos da loja e em vinte minutos já havíamos engolido três rodadas de raki .

Como os turcos são amigáveis.

Como nós, maridos alemães, somos ingênuos!

Havia dois sofás de couro na parte de trás de sua loja e nos sentamos de frente um para o outro. Hasan , o proprietário de 35 anos, foi extremamente generoso com seu raki hoje. Como sempre, ele foi muito simpático e encantador. No entanto, ele parecia muito dominante em toda a sua aparência, com seu carisma. Ele tem cerca de 1,84 de altura e é um pouco atarracado. Com seus olhos escuros, ele é um verdadeiro mulherengo e orgulhoso disso. Ele se descreve como o "garanhão de Belek ".

Após a sexta rodada de raki , ele me disse, muito confidencialmente, mas de uma forma que Jenny pudesse ouvir,

"Marcel, eu tenho um martelo na minha calça tão grande que uma vez que eu fodo uma mulher com ele, ela não consegue se livrar do meu pau."

Você conhece esses ditados.

Os turcos geralmente têm uma autoconfiança exagerada com pouca experiência. No entanto, ele continuou olhando para os seios enormes de Jenny. Isso me incomodou! Ele literalmente queria que ela se relacionasse com ele. Depois de suas palavras, ela olhou para ele com muita intensidade e tinha um brilho estranho em seus olhos. Se era apenas o álcool ou o conteúdo erótico de sua declaração, eu não poderia dizer sem dúvida. No entanto, nada disso despertou raiva ou ciúme, mas me fez, talvez por causa da leve embriaguez que já estava sentindo, um pouco orgulhoso por minha esposa ter causado tal impressão nele. E novamente bebemos uma rodada de raki e Hasan seu chá de maçã.

A área de estar em que nos sentamos foi habilmente organizada. Provavelmente estava na loja, mas não era visível da entrada.

Agora Chloé desceu as escadas do escritório de Hasan e sentou-se conosco. Chloé , uma suíça muito atraente, passou suas terceiras férias em Belek . Sempre a encontramos aqui no Hasan's nas três idas às compras e a conhecemos um pouco. Ela parecia fixada diretamente em Hasan .

Chloé estava linda com longos cabelos castanhos escuros e uma figura incrível com um busto enorme.

Ela usava uma t-shirt acanhada hoje que enfatizava seus seios. Você poderia dizer pelos mamilos salientes que ela não estava usando sutiã. Ela também usava uma mini-saia justa e salto alto. A coisa toda parecia quente, mas tinha um toque ligeiramente sacana.

Primeiro ela bebeu um grande gole de raki de um copo de água. Hasan ficou com seu chá de maçã.

Ele deu pouca atenção a Chloé durante nossa conversa, em vez disso, olhou desafiadoramente para os seios da minha esposa. Jenny usava uma blusa levemente transparente sem sutiã, uma jaqueta de linho fina por cima, jeans e sapatos abertos com salto baixo. Agora que ela estava sentada no sofá, sua jaqueta estava levemente aberta para que seus seios pudessem ser vistos claramente sob a blusa transparente.

Ela não mostrou nenhuma vergonha.

Pelo contrário!

Tive a impressão de que ela gostava muito de poder se apresentar assim.

Seus mamilos estavam duros e pressionados contra o tecido de sua blusa.

Quando saímos do hotel, notei que, ao contrário de seu hábito normal, ela não estava usando sutiã. Mas eu não me preocupei com isso porque estava muito quente.

Quão ingênuo pode ser um homem casado?

Mas enquanto Hasan olhava para os seios mal cobertos de minha esposa, lembrei-me que no ano passado, quando nos despedimos dele, ele disse a ela que quando voltássemos para vê-lo, ela não deveria mais usar sutiã.

Fiquei um pouco surpreso que ela implementasse tal pedido, como uma ordem!

Ou foi apenas uma coincidência?

Mas eu não podia e não queria pensar nisso, e nem tinha tempo para isso porque Hasan começou o próximo ataque naquele momento.

Ainda olhando para os seios de Jenny ele me disse:

“Você tem uma cadela com tesão! Ela tem úberes super, realmente ótimo para uma foda de teta. Diga a ela para tirar a jaqueta e desabotoar mais dois botões da blusa!"

Pare! Pare!

Eu pensei e deveria ter protestado.

Pelo menos eu deveria ter me levantado e saído da loja com Jenny.

Mas o que eu fiz?

Nada!

Devido ao meu consumo de álcool agora um tanto avançado e também por causa da situação quente, me faltavam as palavras certas.

Claro, a princípio fiquei um pouco chocado com a linguagem vulgar de Hasan e com o que ele estava me pedindo.

Minha esposa deveria desabotoar mais botões em sua blusa!

Isso não é possível!

Então, após um breve momento de reflexão, achei emocionante. A instrução para ela, que eu deveria pedir para ela se apresentar ainda mais aqui na loja, foi um pouco ousada. Mas eu não podia negar a situação algo formigando. Além disso, eu não queria sair do armário para Hasan como um estraga-prazeres abafado.

Na praia tomando sol, ela mostrou a pele ainda mais nua!

Agora aqui na loja do Hasan provavelmente foi um pouco diferente, mas a ideia de ver minha Jenny sentada aqui com os seios quase nus me deixou um pouco excitada.

Olhei na direção de Jenny.

"Faça o que Hasan acabou de pedir, porque eu também acho que seria ótimo se pudéssemos ver seus seios melhor!"

Seja pelo jeito vulgar de falar, que eu agora também adotava, ou pela instrução sobre o que fazer, ela me olhou incrédula a princípio. Em seus olhos brilhantes e marcados pelo álcool, ela tolerava ainda menos do que eu, mas eu também podia ver uma expressão de aventura e luxúria.

Eu dei a ela um aceno severo para enfatizar o pedido.

Ela entendeu, primeiro sorriu para mim, depois para Hasan , tirou a jaqueta e depois desabotoou os próximos dois botões da blusa, conforme solicitado.

Nós três os observamos e Hasan disse que isso seria algo para começar.

Jenny arqueou as costas e assim apresentou seus seios ainda mais. Agora você podia ver os seios seminus, o início das aréolas e seus mamilos duros, que empurravam através do tecido. O tecido fino realmente não cobria os mamilos e o resto de seus seios.

Depois houve outra rodada de raki , na qual Hasan também bebeu um. Então ele colocou o copo na mesa e se virou para Chloé .

"A roupa dela é melhor assim, não é?"

A bela suíça examinou minha esposa antes de responder secamente: "As calças são irritantes!

Nenhuma mulher com pernas tão finas deveria usar calças. É para isso que as saias foram inventadas!"

Hasan assentiu.

"Você tem razão!"

Ele se levantou e foi para uma sala ao lado. Quando voltou, estava segurando uma minissaia de couro.

Ele olhou para mim e me jogou a saia.

"Diga a sua puta loira para tirar a calça e qualquer calça que ela esteja vestindo. Então ela deve colocar a saia e só a saia, entendeu?"

fiquei indignado!

Fiquei chocado!

O turco chamou minha linda Jenny de puta loira!

fiquei duro!

Porque meu pênis era tão pequeno, os outros não podiam ver a pequena protuberância nas minhas calças. Mas eu podia sentir meu pau duro esfregando contra minha calcinha.

No entanto, seu desejo foi longe demais!

Eu estava prestes a me levantar para acabar com isso quando Jenny estendeu a mão e pegou a minissaia. Ela se levantou e cambaleou um pouco até o vestiário. Agora eu olhava para ela incrédula.

Assim que ela estava prestes a fechar a cortina, ela viu Hasan balançar a cabeça.

Deixando-a aberta, ela se virou e puxou as calças para baixo. Desde que ela se inclinou, pudemos admirar sua grande bunda nua enfatizada pela tanga. Para minha surpresa, essa expressão vulgar tornou-se cada vez mais normal até mesmo em minha mente.

Ela nos deu um olhar alegre por cima do ombro e balançou a bunda um pouco. Então ela tirou as calças completamente e agarrou o cós de sua calcinha. Lenta e eroticamente ela puxou a tanga.

Mais uma vez, ela mexeu a bunda enquanto se inclinava. Agora você pode até ver seus lábios loiros e peludos entre as coxas.

"Olhe para essa puta com tesão", Hasan disse para mim, lambendo os lábios. Reconheci com um aceno de cabeça, como se fosse a coisa mais natural do mundo minha namorada exibir sua vagina.

Completamente nua por baixo, ela se virou e nos presenteou com seu arbusto loiro. Então ela lentamente levantou a saia.

"Ótima essa boceta loira peluda. Todas as nossas mulheres têm pêlos pubianos castanhos escuros ou pretos", disse Hasan .

Eu também não conseguia tirar os olhos de minha esposa durante esta performance. Esqueceu-se minha raiva pela linguagem vulgar de Hasan , eu mesmo pensei e falei em suas palavras.

A situação era apenas aguda!

Eu notei claramente a protuberância em minhas calças. Hasan também notou e sorriu para mim.

"Você gosta quando sua linda puta mostra muito tesão?" ele disse.

Eu apenas assenti!

Fiquei incrivelmente excitado quando ele falou dela de uma maneira tão vulgar e suja.

"Sim, minha esposa pode ser uma puta muito excitada", eu me ouvi dizer.

Foi isso que eu disse?

Eu estava fora de mim agora.

Jenny voltou e se sentou ao meu lado, então novamente em frente a Hasan no sofá. Nós então bebemos outra rodada de raki .

Ela estava prestes a cruzar as pernas quando Hasan balançou a cabeça novamente.

Ele olhou desafiadoramente para a bainha da saia da minha esposa.

"Diga a sua puta para nunca mais cruzar as pernas e também diga a ela para abrir as pernas para que eu possa ver melhor a boceta dela."

"Você ouviu o que fazer," eu disse, minha voz rouca.

Jenny me olhou nos olhos, moveu a bunda um pouco para frente e abriu as pernas. Foi legal como ela continuou a me olhar nos olhos e obedientemente cumpriu a ordem. Todos agora podiam ver os lábios dela brilhando molhados sob a saia que havia escorregado. Até seus pelos pubianos loiros brilhavam molhados.

Minha esposa estava animada!

Ela estava tão molhada que seu esperma escorria entre seus lábios e descia por suas pernas.

"Isso mesmo!" disse Hasan .

No mesmo momento, um vendedor veio atrás. Ele se dirigiu a Hasan em turco.

Jenny e eu ficamos surpresos com isso. Ela rapidamente se endireitou novamente, puxou a saia para a direita e colocou a mão esquerda na blusa aberta para cobrir um pouco os seios.

Hasan se levantou e foi até a frente com o vendedor. Um pouco mais tarde, ele voltou com um homem estranho. Trocaram algumas palavras e Hasan pediu que ele se sentasse no sofá de couro. Pelo som das palavras, o homem deve ser russo. Então ele se sentou ao lado de Chloé , no espaço que Hasan havia desocupado, com vista direta para minha esposa.

Hasan estava atrás dele e notei que agora ele estava segurando uma câmera.

"Posso apresentar Jenny e Marcel e esta é Chloé ", apontando para cada pessoa. "Este é Ivan, um bom cliente da Rússia."

Com o novo convidado à mesa, houve uma nova rodada de raki . Os copos foram cheios e todos brindados. Eu notei o álcool cada vez mais e como eu vi pelo olhar de Jenny, ela sentiu o mesmo ou até pior. Quando os copos ficaram vazios, Hasan levantou a voz novamente.

"E agora Marcel você pode nos mostrar o quão excitado você fica quando você mostra sua puta em público assim. A protuberância em suas calças antes era prova suficiente, agora abaixe suas calças e tire seu pau para fora. Eu quero que Jenny veja como isso te excita quando ela está em exibição."

Como se estivesse sob compulsão, abri minhas calças, puxei-as para baixo junto com minha calcinha e expus meu pau. Devido à interrupção e ao novo convidado, meu pênis ficou mole e agora estava entre minhas pernas. Ele era tão pequeno e insignificante.

Fiquei um pouco nervoso que Jenny, curiosa com as palavras de Hasan , estava me observando

"Olha, que rabo nós temos aí. Você quer satisfazer uma mulher como Jenny com um rabo tão pequeno?" Hasan zombou e riu alto. "Agora incline-se para sua puta e abra a blusa dela completamente. Ivan vai querer ver que tetas sua esposa tem."

Jenny se apoiou com as mãos no sofá. Eu abri sua blusa até o fim e a separei. Seus seios se destacaram bem, os mamilos eram duros e apontavam 2 cm para frente.

A visão e o fato de que eu estava apresentando os seios da minha esposa para um completo estranho me excitaram. Meu pequeno pênis inchou um pouco.

"Olha Jenny como isso excita seu namorado," Chloé disse, apontando para o meu pau.

Jenny agora olhou para minha pequena com interesse e registrou minha luxúria despertada.

"E agora você vai nos mostrar a boceta da sua esposa! Vamos!" ordenou Hasan .

Como se estivesse em transe, me inclinei para Jenny novamente e puxei sua saia para cima. Com uma leve pressão por trás em seu traseiro, pedi que ela deslizasse para frente novamente.

Então eu abri suas pernas.

A fim de dar a Ivan uma visão ainda melhor, eu puxei seus lábios externos ligeiramente para que Ivan pudesse realmente olhar dentro de seu buraco molhado e brilhante.

Meu pau era como um.

Tanto Jenny quanto Hasan viram.

Hasan riu e continuou tirando fotos nossas.

A um aceno de Hasan , Chloé abordou Ivan, tirou seu pênis, inclinou-se sobre ele e levou-o profundamente em sua boca.

"E agora Jenny, mostre ao Ivan como agradar a si mesmo . Você também pode masturbar seu pequeno", ele ordenou primeiro a minha esposa e depois a mim.

Minha esposa tocou seu buraco molhado primeiro com um, depois com dois e finalmente com três dedos. Com o dedo indicador da outra mão, ela massageou seu clitóris selvagemente.

Chloé chupou com força e com total devoção o grande pau de Ivan. Jenny gemeu cada vez mais alto e eu empurrei cada vez mais forte. Chegamos ao nosso clímax juntos.

Eu esguichei meu sêmen em um arco alto na barriga da minha esposa. Jenny também tinha borrifado levemente por pura luxúria. Seu suco de prazer desceu por suas pernas em pequenos riachos. O russo derramou na boca da bela suíça , que teve dificuldade em engolir a grande porção.

Hasan riu e continuou tirando fotos nossas.

Então Chloé se levantou, foi até Jenny, inclinou-se sobre ela e French a beijou. Você podia ver claramente o jogo de língua das duas mulheres. Então Chloé levantou um pouco a cabeça e deixou sua saliva e os últimos resquícios do esperma de Ivan pingarem na boca aberta de Jenny.

Ivan virou-se para Hasan .

"Posso foder a puta alemã loira?"

Ele apontou para minha esposa!

Hasan riu e balançou a cabeça negativamente.

"A cadela ainda não está à venda, talvez da próxima vez. Hoje você tem que se contentar com Chloé . Mas para isso você pode fodê-la na bunda hoje."

Ivan se levantou, pegou a mão de Chloé e a levou para o escritório no andar de cima.

Que pena, eu teria gostado de assistir a subida anal.

"Agora ela vai ser devidamente arrombada, então ela vai ser mais fácil para mim mais tarde", disse Hasan , dando a volta no sofá e ficando na frente de Jenny.

"Agora é hora de um boquete, sua puta", disse ele, sorrindo para mim.

Jenny hesitou no início, mas depois abriu as calças. Ela me olhou com um olhar de tesão e um sorriso nos lábios e tirou o pênis dele.

Eu só poderia maravilhar!

Hasan realmente não tinha mentido, sua cauda tinha uns bons 26 cm de comprimento e devia ter um diâmetro de 5 cm.

Que monstro!

Mas minha esposa parecia gostar da visão.

Eu pensei que o tamanho não importava para ela?

Quão ingênuo eu era então?

Jenny se jogou no pau enorme, como uma sede de um gole de água. Ela primeiro lambeu a glande, depois desceu o eixo e subiu novamente até que finalmente o tomou em sua boca.

Ela trabalhou em seu pênis com toda a devoção.

Ela sempre me disse que não gostava de ter um pênis na boca.

Ela quis dizer meu órgão sexual?

Levantei-me, dei a volta no sofá e fiquei ao lado dos dois para poder observar melhor os acontecimentos.

Eu gostava de assistir.

Eu era um voyeur?

Meu pau estava duro novamente.

Eu tinha acabado de molhar! Geralmente levava horas para ele ficar rígido novamente.

Hasan , percebendo meu pênis duro, empurrou Jenny e apontou para meu pau. Ela deixou o falo dele escapar de sua boca com um estalo, olhou para o meu pequenino e riu. Então ela pegou o pênis de Hasan de volta em sua boca e soprou com todo fervor.

Ela riu do membro do marido enquanto chupava o pênis de um estranho.

Eu deveria estar enfurecido, em vez disso, empurrei meu doce bastão.

Observando Hasan gozar na boca da minha esposa, bombeando grandes quantidades de porra em sua garganta, eu também atingi meu próximo clímax.

Eu esguichei meu sêmen diretamente nos seios enormes de minha esposa.

Jenny engoliu submissamente o esperma estranho sem desperdiçar uma gota.

Isso, como tudo antes, foi capturado na câmera por Hasan .

Jenny e eu ainda estávamos atordoados quando Hasan me pediu para beijá-la. Eu segui seu comando e French a beijou. Sua boca ainda claramente tinha gosto do esperma de Hasan .

Para minha surpresa, não me importei.

Pelo contrário!

Pela primeira vez na minha vida eu provei o esperma de outro homem.

Eu gostei!

Depois disso, até lambi meu esperma de seus seios.

O rosto de Sabine, seus seios e depois também limpou a barriga e as coxas.

Hasan está logo atrás de minha esposa.

“Sua puta é realmente uma puta com tesão. Você pode realmente transar com ela com seu pequenino?” ele me pergunta.

Minha boca ficou toda seca.

"Ela... uhh ... ela prefere macio," eu respondi.

"Besteira!"

Hasan agarrou seus quadris e a puxou para ele.

"Sua cadela quer ser fodida corretamente!"

Eu vejo um brilho nos olhos de Jenny quando ela sentiu a alça dele em sua bunda nua.

Hasan começou a fazer movimentos fodidos, primeiro levemente, depois mais forte. Os seios volumosos de Jenny saltavam provocativamente para cima e para baixo.

"Mas... uhh ... não realmente", ela protesta.

Hasan parou.

"Olhe para o seu marido e diga a ele que você não sonha em ser fodida com força por um pau grande!"

Jenny realmente olhou para mim enquanto Hasan esfregava seus mamilos duros entre o dedo indicador e o polegar.

"Diga a ele que você não quer que eu massageie seus úberes gordos!"

Diante dos meus olhos, ele massageou seus seios grandes com força e força.

Jenny gemeu baixinho, me olhando diretamente nos olhos.

Sangue bombeado em meu pênis novamente.

Como isso foi possível?

Este bastardo turco pressionou seu abdômen contra a bunda da minha esposa e massageou seus seios e meu pau endureceu.

era um pervertido?

Entre suas pernas eu vi seu pau enorme monstro esfregando contra sua bunda.

Jenny gemeu cada vez mais alto.

"Sim, você gosta disso! O covarde não pode lhe oferecer um gigante, pode?" ele riu arrogantemente e olhou para mim com condescendência.

Ele empurrou Jenny para frente para que ela se apoiasse com os dois braços no encosto do sofá.

Hasan estava bem atrás dela, o rabo erguido.

"Vamos seu perdedor, venha aqui."

Olhei para ele incrédula, mas me aproximei para poder admirar seu pênis enorme de perto.

Hansa agarrou seu pau e acariciou os lábios molhados da minha esposa com sua glande.

"Hmm... linda porca molhada ", diz ele, sorrindo para mim.

Ele agarrou a cabeça dela e a virou para mim. Ela olhou para mim se desculpando. Eu vejo a excitação e a ganância em seus olhos.

Ele continuou a esfregar a cabeça contra sua vagina. Jenny voluntariamente move seu abdômen.

"Olhe para o pequeno dele e diga a ele qual galo você quer!" Hasan a desafiou.

"Eu... uhh ... eu... quero seu pau, Hasan . Eu quero sentir seu pau gordo dentro de mim", ela engasgou e olhou nos meus olhos.

O turco riu e empurrou seu pau lentamente em sua vagina molhada enquanto ela gemia com tesão .

Observando seu gigante deslizar lentamente em minha esposa, comecei a masturbar meu pênis novamente.

"Tire as mãos do seu pau, seu perdedor! Você pode se masturbar se eu deixar!"

Então ele começou a foder minha esposa com força por trás. Ele repetidamente deu um tapa em suas nádegas.

Ela gemeu e lamentou em um volume que eu nunca tinha ouvido dela antes.

Seus seios grandes balançaram provocativamente com seus impulsos duros e rápidos. "Oh Deus, seu pau é incrível", minha esposa gemeu.

Não demorou muito para que seu primeiro orgasmo a sacudisse.

Hasan pausou brevemente e então continuou a foder duro. O turco parecia ter uma resistência sensacional. Ele fodeu minha esposa mais forte e mais rápido.

Seus gemidos e gritos de prazer já estavam assumindo feições de animais.

Hasan agarrou seu longo cabelo loiro e puxou sua cabeça para trás.

"Você gosta daquele pedaço de merda, não é?" Seja montado como uma cadela no cio. É isso que você quer, certo?"

"Oh sim... sim... finalmente um grande pau grande. Eu preciso tanto dele Me dê isso, me foda com seu pau quente e gordo," ela gemeu.

Ela não disse que o tamanho não importa?

Eu não a reconheci!

Meu pequeno pênis estava tão duro que doía.

Mas eu não tinha permissão para masturbá- lo, o turco me ordenara.

Hasan puxou seu pênis para fora de sua vagina. Ele estava brilhando com a umidade.

"Vire-se e deite-se na mesa, sua puta!"

Ela imediatamente obedeceu ao seu comando.

Assim que ela estava de costas, ele empurrou seu falo em seu sexo e a golpeou forte e rudemente.

Seus seios grandes balançavam para frente e para trás com cada empurrão.

"Quem fode você melhor? O covarde ou eu?" ele ofegou.

Jenny olhou para mim. A luxúria se refletiu em seus olhos.

"Você... ah Hasan , você fode muito melhor que meu marido. Seu pau enorme é tão bom."

Hasan riu alto e continuou a foder minha esposa na frente dos meus olhos. Ele a levou de um orgasmo para o próximo.

Seu corpo tremia como se seus dedos estivessem conectados a uma tomada.

Então ele a agarrou, puxou-a para cima e a empurrou de joelhos na frente dele.

"Abra a boca, vadia", ele ordenou.

Ele empurrou sua cabeça gorda em sua boca.

"Você pode se masturbar seu covarde enquanto sua esposa engole meu esperma ", ele engasgou.

Eu tinha recebido permissão para masturbar meu pênis.

Finalmente!

Senti profunda gratidão.

Eu imediatamente empurrei meu prepúcio para frente e para trás em um ritmo rápido.

Finalmente se masturbe!

Então eu vi Hasan tremendo todo. Sua cauda se contrai.

Jenny segurou o grosso eixo coberto, puxando facilmente.

Eu reconheço seus movimentos frenéticos de engolir enquanto ela goza de seu esperma. Ela nunca fez isso comigo!

Ela me disse que nunca beberia o sêmen masculino.

Quão ingênuo eu era então?

Eu só tive que fazer alguns movimentos bruscos antes de gozar novamente. Eu gozo em arcos altos vendo minha esposa lamber o pau do turco .

"Você pode ir agora", disse Hasan , segurando a câmera. "Estes são para o álbum de família."

Nós nos vestimos com Jenny mantendo a minissaia sem calças. Com sua blusa, blazer de linho e sapatos, ela caminhou até a frente comigo.

Despedimo-nos de Hassan, que puxou Jenny para si. Fora da loja, isto é, publicamente e na minha presença, ele enfiou a mão por baixo da saia e enfiou um dedo em sua vagina.

Quando ele a penetrou ligeiramente, ouvi sua voz suave.

"Eu quero foder você de novo amanhã. Livre-se do seu covarde."

Jenny acenou com a cabeça, empurrando Hasan para o lado e ligando meu braço. Juntos, caminhamos de volta para o nosso hotel.

Acabou sendo um feriado interessante!

# 4

## *LISA ESTÁ DE FERIADO!*

"Eu quero que você venha para o meu quarto comigo."

Lisa não conseguia acreditar que havia dito aquelas palavras ao jovem. Seu pulso estava acelerado, mil pensamentos passaram por sua cabeça ao mesmo tempo. Ela também não podia acreditar que ela tinha realmente agarrado a mão dele e agora estava tropeçando pelas escadas para seu quarto no pequeno hotel com ele de joelhos trêmulos.

Ela não podia acreditar que realmente iria tão longe. Mas o que se seguiu aconteceu de qualquer maneira e sem que ela tentasse recuperar o controle da situação.

Ela simplesmente deixou acontecer...

Como chegou a isso?

Algumas semanas antes, Tobias lhe dissera que não poderia tirar as férias planejadas na costa atlântica portuguesa. Lisa ficou chocada!

Toby era vice-presidente do clube de futebol local. O primeiro presidente, um bom amigo dos dois, sofreu um acidente de moto e ficou tão ferido que agora estava completamente incapaz de organizar e realizar o grande torneio de aniversário para marcar o cinquentenário do clube.

E assim seu marido, a princípio apenas em dicas e cláusulas subordinadas, mas finalmente explicou cada vez mais clara e definitivamente que era uma ideia maluca, de qualquer maneira, voar de férias tão pouco antes da festa e só voltar para casa no fim de semana do torneio.

No início, ela estava apenas desapontada e triste.

O próprio fato de ele querer ir embora com ela pouco antes desse assunto importante para ele, ela tomou isso como prova de que mesmo depois de dez anos de casamento ele ainda o amava , que ela significava mais para ele do que seus amigos de futebol.

Os dois se casaram jovens. Ela tinha vinte e um anos quando disse sim a Tobias, a quem já havia conhecido no ensino médio.

Nos anos que se seguiram, seu relacionamento tornou-se cada vez mais íntimo. Recentemente, no entanto, sua vida sexual inicialmente ocupada sofreu um revés significativo. Toby queria progredir profissionalmente, trabalhava muito e muitas vezes estava exausto e distraído. Ele também sempre evitou o desejo de Lisa de ter filhos, alegando que primeiro queria "colocar tudo em ordem em termos de carreira". E assim o sexo degenerou em um exercício compulsório bastante desapaixonado em alguns fins de semana. Lembre-se, apenas em alguns!

Ela havia dito a si mesma que isso era normal.

Ela entendeu , ela o apoiou onde quer que pudesse.

Ela ficou tão feliz quando, depois de alguma deliberação, eles marcaram o feriado.

E agora isso!

No final, ela declarou desafiadoramente que ela iria de férias sozinha. E para seu espanto sem limites, Toby concordou imediatamente.

"Tudo bem, querida. Você relaxa bem e deixa suas pernas balançarem. Eu posso então me concentrar totalmente nos preparativos para a grande festa. Quando você voltar, vamos arrasar na festa."

Lisa sabia exatamente que se divertir significava uma farra sem sentido com seus amigos.

Mas ela engoliu sua raiva, ela teve mais do que suficiente nos últimos dias. Então ela deixou em um breve "Então estamos de acordo" e começou a contar os dias até sua partida.

Nos dias que se seguiram, Toby nem percebeu que ela estava extremamente desapontada e chateada. Ele despreocupadamente voltou para suas relações normais e cotidianas com ela.

Quando Lisa já estava sentada em suas malas prontas, ele rolou sobre ela novamente na noite anterior à sua partida e eles foderam mecanicamente. Antes de rolar para o lado, ele a beijou na bochecha e explicou com um sorriso orgulhoso: "Então você também não se esqueça de mim em suas férias."

Lisa tinha mordido o travesseiro no escuro e não sabia se chorava, gritava ou ria.

Como ele podia ter tanta certeza dela?

Como ele poderia estar dizendo essas coisas depois de uma foda tão ruim? Ela ficou acordada por muito tempo naquela noite...

Com um grosso livro de história, Lisa se acomodou em sua espreguiçadeira sob o guarda-chuva colorido. Ela ainda estava sozinha na praia solitária, que podia ser alcançada a poucos passos do hotel e que estava situada em uma pequena baía rochosa.

Vamos ver quem iria aparecer aqui hoje.

Depois de uma semana sua raiva não secou, mas ela tinha que pensar cada vez menos, ela simplesmente esqueceu de ficar com raiva. Ela observou isso em si mesma e sabia que algumas coisas teriam que mudar após seu retorno. Haveria muitas conversas longas e embaraçosas. Mas até então ela não podia mudar nada de qualquer maneira e então ela decidiu apenas se divertir.

Ela literalmente ganhou vida.

O sol, o movimento no ar atlântico, a paz e o sossego e a boa comida no pequeno mas requintado hotel, que fica um pouco fora dos roteiros mais conhecidos, fizeram-na extremamente bem.

Ela sempre tolerou bem o sol e desenvolveu um bronzeado saudável, mas não muito profundo. Agora sardas floresciam em seu nariz e decote. Isso, combinado com seus olhos azuis, deu a ela uma aparência jovem e alegre, apesar de seus trinta e um anos. Ao se olhar no espelho à noite após o banho, ela viu uma mulher atraente: alta, com pernas longas e seios fartos, formas firmes e curvas excitantes.

Na verdade, feito para o amor e maduro demais para ter filhos.

Ela acariciou seus cabelos castanhos lisos, que tinham alguns fios claros e claros do sol, e estalou os dedos com satisfação. Fazia muito tempo que ela não se sentia tão desejável. É uma pena que ninguém tenha passado as férias neste hotel tão fofo, com quem um pouco de flerte teria valido a pena.

Além de Lisa, havia uma família com um filho e uma filha, dois casais idosos britânicos e o pequeno grupo de mulheres italianas que Lisa classificou como " Associação de Viúvas Católicas Pietra Ligure ". Alguns outros convidados entraram e saíram sem que ela os notasse conscientemente.

Ela ajustou os óculos escuros e continuou lendo, que era sobre a auto-realização de uma desonrada nobre do sul da Alemanha na Alta Idade Média.

Mas depois de apenas algumas frases, ela se distraiu novamente com os primeiros caçadores de sol que se aproximavam e olhou por cima dos aros de seus óculos. Ela sempre foi curiosa e gostava de observar. A família feliz mudou-se em fila indiana. O pai com uma calvície e uma barriga pequena e redonda na frente, embalado como um burro de carga com tudo o que você poderia precisar para um dia na praia. Atrás dele sua esposa rosada com um vestido colorido e esvoaçante e um grande chapéu de sol, também embalado. As poucas palavras que Lisa trocou com eles em vários encontros foram todas amigáveis, até mesmo sinceras. Atrás de sua adorável filha, talvez 11, estava dando cambalhotas atrás de cambalhotas, suas tranças pretas voando ao redor de suas orelhas. O filho trotou atrás dele novamente, a alguma distância. Até agora, Lisa só o havia notado com o canto do olho. Possivelmente com apenas dezoito anos, ele tinha um livro debaixo do braço. Lisa adivinhou que ele estava se preparando para o diploma do ensino médio. Pela primeira vez, ela o olhou mais de perto. Ele tentou parecer o mais entediado possível. Assim como ele não pertence ao resto do grupo. Alto e muito magro, não mostrava a menor gordura. Os contornos de seus músculos lisos apareciam por todo o corpo sob sua pele impecável. Sua linda cabecinha estava coroada com grossos cachos negros, e agora ela também notava seus lábios carnudos, o que dava à sua aparência algo muito suave apesar de toda sua dureza.

"Em mais alguns anos, então filas de mulheres vão ofegar atrás de você, minha pequena", Lisa pensou alegremente.

Seus pensamentos voltaram para sua própria juventude, para as férias com seus pais. Que hora de agitação. Eles estavam na Grécia quando Lisa, aos quinze anos, estava tão cheia de hormônios que não sabia onde estava sua cabeça.

Tudo nela floresceu, empurrou, inchou e ela teve que obedientemente tatear atrás de seus pais. Como ela se sentiu crescida quando sentiu os olhares gananciosos de meninos e homens gregos em seu corpo. O quanto ela gostaria de dançar com eles no ar perfumado em frente à taverna à noite, em vez disso, ela teve que se sentar com seus pais no apartamento de férias e jogar rummy. Que hora!

Ela voltou para sua leitura.

A donzela empobrecida teve que se defender dos avanços impetuosos de um "primo" não amado. Mas Lisa não conseguia mais se concentrar na história. Os pensamentos de sua própria juventude a excitaram de forma incomum e a colocaram em um estado de excitação ligeiramente formigante. Ela olhou para cima e viu quando o menino se levantou da toalha e caminhou até a água, deliberadamente indiferente, mas na verdade um pouco desajeitado e incerto. Ele acelerou seus passos, finalmente correu para a arrebentação e começou a nadar. Enquanto ela o observava, novas memórias vieram.

Imediatamente após se formar no ensino médio, ela saiu de férias sozinha com seu Toby pela primeira vez. Seus pais não tinham sido muito rígidos com ela, mas tinham ideias firmes sobre o que era e o que não era aceitável para uma garota. E então Toby não teve permissão para ficar com ela até então. Claro, os dois já haviam dormido juntos antes, mas as experiências eram em sua maioria apressadas e nem sempre cumpridas. No banco de trás de seu Golf ou em um quarto escuro na festa de um colega. Então aconteceu que durante este feriado eles puderam explorar e desfrutar um do outro em paz pela primeira vez.

Enquanto isso, o menino nadara em torno de um dos afloramentos rochosos que emolduravam a pequena baía em ambos os lados. Então ele desapareceu completamente do campo de visão de Lisa.

Naquela época, eles só haviam chegado ao Lüneburg Heath, seu desejo um pelo outro era tão intenso. Com movimentos erráticos, eles montaram sua pequena barraca no primeiro melhor acampamento que estava a caminho.

Então eles desfrutaram de sua primeira liberdade.

Toby era um amante persistente e violento com um pênis poderoso. Os dois tinham, com intervalos curtos, transado como loucos. Eles foram despejados no segundo dia, pois seus jogos violentos obviamente transbordaram da barraca e as famílias à sua direita e esquerda reclamaram, temendo pela salvação de seus pequeninos. Os jovens então armaram sua barraca ao ar livre, em uma pequena floresta, e continuaram a foder. Quase chegou às primeiras surpresas:

Lisa estava um pouco dolorida depois de dias batendo. Toby sentiu-se ofendido quando ela gentilmente o afastou e, em sua impetuosidade juvenil, não conseguiu simpatizar com ela. Mas um guarda florestal que baniu os dois do bosque naquele exato momento deu a Lisa a pausa que ela precisava antes que os amantes pudessem finalmente viver seus desejos em outro lugar. Que hora!

Em algum momento, Lisa também sentiu a necessidade de se refrescar nas enchentes. Ela nadou para fora, indo na mesma direção que o menino. Com golpes longos e poderosos, ela cortou as águas frias do Atlântico.

Ela se sentia fresca e livre. Até agora ela não havia nadado fora da vista da praia do hotel. Ela ficou encantada ao descobrir que outras baías se estendiam ao longo da costa, tornando-se menores, mais solitárias e mais românticas à medida que a distância do hotel aumentava.

Ela decidiu nadar até a praia atrás do afloramento mais próximo para aproveitar a paz e a solidão por um tempo.

Esta, ou talvez a próxima baía? ela pensou e não conseguiu decidir.

Quando ela finalmente virou para o interior, a praia do hotel estava a uma boa distância. Você deve ser capaz de encontrar um lugar para se aquecer aqui. Quando ela se aproximou, a água aqui estava logo acima de sua cintura. Meio andando, meio nadando, ela caminhou entre algumas pedras em direção à praia.

Então, de repente, ela o viu!

Escondido dos olhos dos outros turistas, mas a menos de dez metros dela, ele estava de pé na praia. Ele inclinou as costas contra uma pedra na onda leve que apenas lambeu seus tornozelos. Seu corpo molhado brilhava ao sol do meio-dia, que estava alto em seu zênite e banhava toda a cena com uma luz branca e dura. O spray criou uma névoa fina quase luminosa.

Ela agora via claramente por que o menino tinha procurado esta pequena enseada isolada. Sua mão esquerda empurrou para baixo o cós de seu short de natação, na mão direita ele segurava o pau mais bonito que Lisa já tinha visto.

O membro do menino era grande e duro. Liso e brilhante, ele se erguia abruptamente, raiado de veias finas, coroado por uma glande escura, perfeitamente em forma de ameixa. Seus testículos salientes haviam se encaixado muito firmemente contra este magnífico mastro.

Ela não esperava essa visão!

Com um grito curto e assustado, ela recuou.

O menino a notou?

Espero que o sol o tenha cegado! Instintivamente, ela mergulhou na água. Aparentemente, o menino não a tinha notado, pois, implacável, continuou com o que havia começado.

Lisa assistiu fascinada enquanto o menino ofegava e abusava de seu clube. Assobiando pesadamente, ele respirou por entre os dentes cerrados. A pele apertou sobre seus músculos, os tendões e veias em seu pescoço e braço salientes. Seu rosto estava contorcido de dor. Seu punho empurrou para frente e para trás sobre essa batida magnífica, da qual Lisa não conseguia mais tirar os olhos.

Por um lado, ela estava constantemente tentada a se retirar o mais rápido e discretamente possível para não entrar em uma situação embaraçosa. Por outro lado, sucumbiu ao fascínio da ideia de fazer algo proibido ou mesmo um pouco obscuro. Um sentimento que ela não sentia há muito tempo. E, finalmente, ela ficou simplesmente cativada pela visão do enorme tarugo que o menino estava polindo com tanta devoção. Seus movimentos se tornaram mais erráticos agora, todo o seu corpo balançando levemente para frente e para trás e suas bolas balançando para cima e para baixo.

Algo dentro de Lisa lhe disse que não estava tudo bem continuar observando o menino. Ou talvez ela estivesse apenas com medo de que, uma vez que ele viesse, ele a notasse. Lenta e silenciosamente, ela deu a volta ao redor do penhasco. Quando teve certeza de que o menino não a veria mais, começou a nadar de volta à praia do hotel em braçadas constantes.

Alcançando sua espreguiçadeira, ela se secou e se esticou ao sol para se aquecer. Mas ela não conseguia tirar da cabeça a imagem do menino se masturbando. Depois de um tempo, ela se sentou para continuar lendo. Enquanto isso, o menino havia retornado para sua família. Como se nada tivesse acontecido, ele ajudou sua irmã mais nova a construir um castelo de areia. Por mais que Lisa tentasse, ela não conseguiu dizer mais do que duas linhas antes de ter que olhar por cima do livro para ele novamente. Ela ficou fascinada com o que estava escondido em seu short de banho. Não demorou meia hora para que o menino voltasse para a água, entrando e saindo de vista como antes. Por mais que Lisa gostasse de saber se ele faria isso de novo, ela não o observaria secretamente uma segunda vez.

No decorrer da tarde, ele fez várias outras "excursões de natação", como Lisa ficou impressionada ao descobrir. E o espetáculo se repetiu várias vezes nos dias seguintes. Lisa ficou encantada por estar compartilhando esse "pequeno" segredo com o menino, enquanto as atividades de banho na praia continuavam tão despreocupadas. E embora seus pensamentos vagassem para seu pênis impressionante e corpo tonificado quando ela colocou a mão sobre ele nos lençóis arejados de sua cama de hotel à noite, não teria ocorrido a ela naquele momento se aproximar dele de forma alguma.

Que pena, pensou Lisa enquanto observava da mesa do café da manhã a família embarcar no ônibus para uma viagem de dois dias a Lisboa. Ela mesma começaria a viagem para casa na tarde seguinte e assim não poderia mais ver o menino do pau grande. D

então ela riu para si mesma, minhas condolências novamente. Dois dias de passeios pela cidade com mamãe e papai, você não terá muito tempo para seus brinquedos legais.

Ficou ainda mais atônita quando pouco depois atravessou o terraço em direção à praia do hotel com sua cesta de banho e encontrou o menino ali mesmo com seus livros tomando um café.

Ela olhou corretamente?

Ele não estava a bordo?

Lentamente, ela percebeu: ele provavelmente tinha conseguido que seus pais fizessem essa pausa e eles começaram a viagem pela cidade sem ele para que ele pudesse estudar em paz.

Sem mais delongas, Lisa mudou de plano e sentou-se a duas mesas para pedir um café também. Assim que ela levou a xícara fumegante aos lábios, o menino tomou um gole de café.

Seus olhos se encontraram, ela sorriu para ele e ele sorriu de volta furtivamente.

Meu Deus, o que estou fazendo aqui? ela se perguntou instantaneamente. Estou flertando com um garoto aqui que poderia ser meu filho. Lisa, recomponha - se e dê um mergulho no fresco Atlântico!

Mas ela não fez isso.

Sob o pretexto de ajustar sua cadeira ao sol, ela se virou para que o menino pudesse admirá-la em toda a sua glória. Ela cruzou suas longas pernas marrons e continuou a saborear seu café com prazer. Como que por acidente, ela puxou o top do biquíni e acariciou suavemente seus seios arfantes. Ficou satisfeita ao descobrir que se achava mais atraente do que há muito tempo e que o garoto a olhava com mais e mais frequência.

Que diabo ela estava montando?

Ela colocou lentamente o biscoito doce que acompanhava o café na boca enquanto o grupo de viúvas italianas se aproximava e, em meio a conversas mediterrâneas, reclamou a mesa entre ela e o menino. Ela aterrissou com força na realidade, pegou seu maiô, levantou-se e caminhou até a praia.

Ele não apareceu aqui o dia todo.

À noite, sentou-se no bar do hotel com seu livro obrigatório. Lisa havia colocado seu vestido de seda cinza-claro favorito para a última noite, que combinava perfeitamente com sua figura em toda a sua simplicidade e realçava seus seios fartos. Ela queria se mostrar a ele uma última vez, queria sentir um olhar furtivo e lascivo dele uma última vez. Se ela tivesse pensado seriamente sobre isso, ela provavelmente teria se cheirado. Mas o brilho nos olhos dele que ela notou no terraço naquela manhã fez muito bem a ela. Infelizmente, ele não percebeu isso porque estava de costas para a sala e ele estava absorto em seu tomo em um banco de bar. Sentou-se numa poltrona e folheou uma revista feminina portuguesa, perdida em pensamentos. E embora ela tentasse ao máximo banir a visão do menino nu ao sol do meio-dia e o flerte implícito no terraço do hotel de sua memória, as imagens continuavam voltando para ela. Dois martinis chegaram à mesa deles um após o outro. Por dois martínis ela ficou zangada consigo mesma. Ela não sabia o que fazer consigo mesma e com a noite que tinha começado. Sua indecisão só a deixou mais indefesa.

Mas o que ela deveria decidir fazer de qualquer maneira?

O que ela estava fazendo aqui, afinal?

Ela se sentiu como uma galinha estúpida. Por fim, descartou o pensamento, no qual ainda não tinha pensado, levantou-se e quis sair para o terraço. Ela passou por ele, girando nos calcanhares. Ela falou com ele sem plano ou intenção.

Ela não conseguia se lembrar mais tarde sobre o que exatamente eles tinham falado. Foi, simplesmente, a conversa mais honesta que ela teve em muito tempo.

Ela só se lembrava de uma coisa com certeza: ela não tinha reclamado com ele sobre seu sofrimento e não tinha contado a ele como ela tinha chegado a essas férias involuntárias. Um pouco surpreso no início, ele falou abertamente e sem hesitação sobre si mesmo . Ela nunca teria esperado isso. Seu estilo de conversa fácil contrastava fortemente com seu comportamento tímido quando flertava no terraço, o que o tornava ainda mais atraente para Lisa. Seu palpite estava correto: ele estava prestes a se formar no ensino médio. Sem qualquer postura puberal, ele conversou sobre seus planos e sobre as férias.

Lisa sentiu seu coração bater mais rápido, suas pernas fraquejaram.

Ela estava apaixonada.

Amoroso?

Isso simplesmente não poderia ser o caso!

Ela só conhecia o menino por alguns minutos.

O resto da noite voou. O bar estava escassamente povoado de qualquer maneira e eles tinham sido os únicos clientes por um tempo. As luzes foram diminuindo lentamente para informar aos últimos visitantes que o bar estava prestes a fechar.

Lisa limpou a garganta, um pouco envergonhada.

"Bem, eu ficaria muito feliz se você pudesse..."

Ela parou. Na verdade, esta deveria ter sido uma despedida um tanto dura. Por uma pequena eternidade, nenhum deles disse nada. E então pareceu a ela que ela se ouviu de longe enquanto ela gentilmente colocou a mão na coxa dele e disse baixinho:

"Eu quero que você venha para o meu quarto comigo."

Os degraus da escada voaram em sua direção como num sonho.

Assim que a porta se fechou, ele ainda estava no pequeno corredor que levava ao quarto iluminado pela lua, quando ele estava em cima dela, ela em cima dele. Ele cheirava tão maravilhosamente a sol e juventude, tinha um gosto tão maravilhoso a praia e mar. Não estava mais claro quem estava seduzindo quem, embora Lisa pudesse ter mostrado um pouco mais de iniciativa naquele momento.

Suas mãos vagaram para cima e para baixo em seu corpo e ela engasgou quando ele apertou seu traseiro e seios através da seda fina. Ela facilitou para ele, apenas alguns momentos depois seu vestido leve já havia caído no chão.

Suas mãos sondando em sua pele nua a excitaram ainda mais, ela abriu os lábios. Quase avidamente, como se ela quisesse beber, sua língua desceu pela garganta dele, suas mãos envolveram seu pescoço e suas nádegas duras.

Finalmente, ela desabotoou apressadamente a camisa dele e

sentiu a pele quente e macia por baixo, apalpando do peito até os músculos abdominais duros, onde uma penugem negra se arrastava até o umbigo.

Quase todas as mulheres ficariam extasiadas com essa visão!

O sangue latejando em seus ouvidos, ela finalmente voltou sua atenção para o que já havia sentido e sentido em sua mente. Ela desabotoou as calças e, sem hesitação, puxou-as e a calcinha até os tornozelos, ajoelhando-se na frente dele enquanto ele se encostava na parede.

Então ele literalmente pulou em direção a ela!

Ele se elevou e na penumbra do quarto ele parecia ainda maior do que ela se lembrava do encontro secreto sob o sol escaldante do meio-dia. Cheia de excitação e ainda assim com reverência e delicadeza, ela segurou a haste. Ele era avassalador, tão duro e ao mesmo tempo tão aveludado, que ela podia sentir sua pulsação.

O menino gemeu alto.

Tudo girou ao redor dela, ela se banhou em êxtase que ele a queria, que ele estava estendendo a mão para ela, que ele estava esticado a ponto de estourar e empurrar e se contorcer, e algumas pequenas lágrimas de emoção brotaram em seus olhos.

Ela o apertou com mais força, gentilmente envolvendo seus testículos pesados com a mão esquerda e ele gemeu alto novamente. Seus lábios se aproximaram da glande brilhante.

Inacreditável, até mesmo seu pênis cheira tentador, ela pensou brevemente. Quando ela finalmente passou a ponta da língua pela parte de baixo, apenas para empurrar os lábios sobre a fruta se contorcendo em um movimento ousado, o menino choramingou como se alguém estivesse colocando os parafusos de dedo nele, seus joelhos tremendo.

Lisa disse que a pulsação de sua ponta estava ficando mais forte, ela queria dar tempo a ele e se afastou, mas já sentiu um jorro de líquido quente em seu rosto. Ela continuou recuando, mas o próximo seguiu, depois em seu pescoço, depois outro, o próximo pousou em seus seios, outro, não parava.

O menino caiu no chão, respirando lenta e pesadamente.

Lisa se ajoelhou ao lado dele enquanto ele gaguejava timidamente algo sobre "desculpe".

"Não, por que isso?" ela respondeu rapidamente, não querendo desencorajá-lo. "Você está apenas mostrando o quanto você me quer, isso me lisonjeia ."

Ela podia senti-lo relaxar um pouco. Na penumbra, ela lhe deu seu sorriso mais feliz, acariciou maliciosamente os seios brilhando com o molho dele, pegou o líquido pegajoso com os dedos e depois o lambeu com prazer. Ela o olhou diretamente nos olhos

"Hmm, você realmente é um fenômeno, o mais puro gostoso!"

Isso não deixou de surtir efeito, pois seus olhos se iluminaram e uma sugestão de sorriso cruzou seu rosto.

"Vamos, eu quero mais de você", disse ela, agarrando as mãos dele para puxá-lo para a cama. Eles tropeçaram na sala, e ele rapidamente tirou a camisa e as calças em torno de seus tornozelos para sempre . .

Lisa tomou seu suco de seus seios novamente para esfregá-lo em sua fenda. Ela queria estar preparada para o grande. Ela estava tão excitada que nem percebeu que seus sucos estavam fluindo livremente por um longo tempo.

Quando eles caíram na cama, ele estava rapidamente em cima dela. Ele se deitou impetuosamente sobre ela e ela notou que ele era mais pesado e mais forte do que aparentava em seu corpo esguio. Apesar de seu tamanho, ele inicialmente errou a entrada e ela sentiu o martelo dele quente em seu estômago. Ela gentilmente o empurrou um pouco para trás, finalmente o agarrou entre as pernas e finalmente o dirigiu para sua entrada. Ela gemeu baixinho quando ele a penetrou em um único, mas infinitamente lento e constante impulso.

Sua respiração ficou presa por um momento!

Como isso era infinitamente bom!

Como ela esperou por isso!

Se era realmente seu pênis ou apenas o pensamento de seu tamanho não importava para ela naquele momento. Ela estava cheia dele, com o peso de seu corpo sobre ela, com seu cheiro e seu gosto. Lenta e incerta ele começou a se mover em cima dela.

Lisa estava no sétimo céu.

Com Toby, ela aprendera alguns truques ao longo dos anos para fazer valer seu dinheiro quando ele estava ficando cada vez mais insensível.

Ela poderia esquecer tudo isso agora!

Ela estava apenas com tesão. O lindo garoto em cima dela e seu pau duro e lindo dentro dela só a deixava mais e mais excitada. Depois de um tempo, os movimentos do menino ficaram mais confiantes e ousados. Sua excitação aumentou, rosnando baixinho e ofegante, suas estocadas se tornaram mais violentas.

Meu Deus, como eu precisava disso, pensou Anna.

Sem palavras, ela o animou em sua mente:

Foda-me, meu grande! Dê-me uma boa surra! Você precisa, tanto quanto eu!

E foi exatamente isso que ele fez. Sua corrida tornou-se mais selvagem e ele dirigiu sua pélvis em direção à dela cada vez mais violentamente. Ela enrolou as pernas firmemente em torno de sua bunda de mármore. Suas estocadas poderosas, com as quais ele literalmente a conduzia pela cama, seu peso sobre ela, sua pele quente e macia em seu estômago, seus seios, seu pescoço e sua tromba constantemente sacudindo para frente e para trás dentro dela, a fez logo chegar ao orgasmo. Muito duro, muito intenso, muito forte, tanto que ela gemeu do fundo da garganta. Seu corpo vibrava completamente.

O menino também começou a ofegar alto e a empurrou com tanta veemência como se quisesse dividi-la em duas. Lisa tentou se recompor o máximo possível dadas as circunstâncias. Ela queria ajudá-lo, queria agarrar suas bolas para apertá-las, mas não podia. Então ele parou de repente.

Lisa sentiu seu mastro se contorcendo em seu sulco, que pulsava novamente.

Eles ficaram assim por um tempo sem se mexer nem um pouco. Então ele lentamente deslizou para fora dela e rolou para o lado.

Ela se virou para ele e queria dizer alguma coisa, qualquer coisa. Mas tudo o que lhe vinha à mente parecia muito banal e irrelevante. Ela tinha acabado de fazer isso com um menino que poderia muito bem ter sido seu filho. Mil e um pensamentos passaram por sua cabeça.

Só havia uma coisa que ela não tinha: uma má consciência em relação a Toby.

Ela havia traído o marido e não dava a mínima!

Ela estava completamente absorta no aqui e agora. Deitado de costas, ele cruzou os braços atrás da cabeça. Seu orgulho não podia ser esquecido, ele literalmente sorriu na semiescuridão. Mas esse orgulho não parecia nada pretensioso, apenas doce.

Com um sorriso feliz ela acariciou seu peito e estômago e descobriu que seu pênis ainda estava ereto após a segunda vez.

A juventude é linda!

Você tem que celebrar os festivais como eles vêm, ela pensou consigo mesma, rolou sobre ele e literalmente se colocou em sua vara grossa.

Outro suspiro vigoroso soou.

Ela sentiu como se fosse levá-lo ainda mais fundo do que antes, como se ele estivesse correndo quente e suavemente através de seu intestino e garganta abaixo. Ela descansou as mãos em seu peito e deixou sua pélvis girar lentamente. Ela realmente gostou dessa posição.

Ela logo esqueceu o quão extasiada ela tinha acabado de chegar. Para frente e para trás, para cima e para baixo, para frente e para trás, ela girou o traseiro e quase ouviu os anjos cantando novamente, ela estava tão excitada por esse jogo. O menino gentilmente acariciou suas costas.

Toby nunca gostou dessa posição, provavelmente porque significava abrir mão de muito controle. Incomodava-o não poder determinar a direção da marcha. Ou talvez ele estivesse com medo de se machucar quando sua alta e linda esposa o montasse. Depois amenizou algumas vezes e escapou dela, ela recebeu alguns olhares irritados e a partir daí essa posição foi apagada do seu repertório sem reposição, como tantas outras.

No momento, com o garoto, que estava agindo cada vez mais confiante, com o Wunderhorn sob ela, não havia dúvida disso. Ele balançou para frente e para trás em seu poste como se estivesse amarrado a ele. Agora ela se inclinou para seus lábios quentes, agora ela jogou a cabeça para trás. Ela estremeceu da ponta dos pés ao mamilo quando sentiu seu pênis delicioso dentro dela, direcionando-o exatamente como se sentia melhor com certeza sonâmbula. Quando ele finalmente abraçou seus seios inchados e gentilmente beliscou os mamilos, acabou para ela.

Ao contrário do anterior, este orgasmo surgiu lentamente, retrocedendo um pouco apenas para retornar mais intensamente. Choramingando baixinho, ela experimentou arrepios atrás de arrepios e quando ela pensou que tinha acabado, ela estremeceu novamente. Ela nunca havia sentido algo assim em toda a sua vida.

Quando finalmente terminou, ela percebeu que o menino a olhava com expectativa enquanto ela se sentava nele e não se mexia mais. Obviamente ele não tinha vindo, mas ainda estava com fome. Um doce langor tomou posse de todos os seus membros. Ela sentiu um puxão leve, não desconfortável, em sua vagina. Ela sabia instintivamente que depois desse Monte Everest ela não voltaria mais. Ela levantou a pélvis para se libertar dele, rastejou para o lado e esticou a bunda na direção dele. Ele deveria desabafar um pouco mais sobre ela.

No começo ele não entendeu muito bem o que ela queria dele, mas então ele se ajoelhou atrás dela e de bom grado deixou que ela o conduzisse. Novamente ela agarrou seu pênis através de suas pernas.

Como ele ainda podia ser tão duro como pedra ?

Mais uma vez ela o guiou gentilmente, mas com firmeza para sua fenda para levá-lo de uma vez.

Ela não conseguia se lembrar completamente do que aconteceu em seguida. Ela tinha planejado espremer o último pedaço de suco das bolas do menino com um passeio curto e tempestuoso por trás.

Mas não saiu exatamente como ela havia imaginado!

Ele agarrou seus quadris e a empurrou com força novamente. Ela agarrou suas mãos na cama e tentou devolver seus impulsos com igual intensidade.

Ela queria acabar com ele, seu garanhão adolescente!

Mas como se soubesse exatamente disso, ele agora a agarrou com mais força e tomou a iniciativa.

Como ele balançava os quadris!

Como ele variou o ritmo!

Como ele parou de repente, retirando-se lentamente quase todo o caminho, voltando lentamente para dentro dela em plena glória, apenas para recuar um momento depois para o portão, apenas para empurrar novamente, depois construir novamente, indo e voltando com força e impetuosidade!

Que tremendo talento natural!

Que filho da puta talentoso!

Como duas grandes feras acasalando com um trovão, seus corpos esmagados juntos na grande cama. Lisa choramingou baixinho e há muito sentia que isso não acabaria tão rápido quanto ela havia imaginado...

Ele continuou chicoteando-a na frente dele. Ela há muito havia cessado toda resistência e se resignado ao seu destino como sua égua devotada. Qualquer pensamento de humilhação era completamente estranho para ela. Ela gostava ao máximo de ser tão cobiçada, sendo tomada tão tempestuosa por um menino bonito e cheio de vigor juvenil . A noite de fim de verão mais amena que se possa imaginar soprou pela porta aberta da varanda. Seus corpos suados brilhavam ao luar enquanto se contorciam juntos na grande cama do hotel. Os grilos cantando alto do lado de fora garantiam que os suspiros e gemidos da sala não chegassem a ouvidos indesejados. E de novo e de novo ele deu a ela seu cetro robusto, e de novo e de novo ela aceitou o presente com gratidão.

Mais tarde, ela não se lembrava de quanto tempo tinha durado assim. Ela não tinha notado que sempre que ele se empurrava profundamente nela uma última vez, descarregava-se rugindo uma terceira vez, porque em algum momento seus sentidos falharam.

Quando ela acordou já era madrugada. Ela tinha dormido tão profundamente e profundamente que sua cabeça estava latejando levemente. Ela lentamente percebeu que estava ferrada até desmaiar. Seus membros ainda estavam macios como pudim.

O menino deitou ao lado dela.

Por um tempo ela olhou para seu corpo esbelto. Seu membro agora estava flácido e pesado, mas ainda bonito, em sua coxa. Finalmente ela inalou o cheiro dele uma última vez enquanto beijava sua testa suavemente e o acordava com um tapa no peito.

"Desculpe, garotão, mas acho melhor você voltar para o seu quarto antes que o negócio do hotel acorde. Provavelmente não é do seu interesse nem do meu que ninguém perceba onde você passou a noite."

Ainda sonolento, ele se levantou e se vestiu, embora Lisa não quisesse tirar os olhos dele. Hesitante, ele finalmente se aproximou dela e queria dizer algo, mas ela rapidamente colocou o dedo em seus lábios.

"Foi a noite mais maravilhosa da minha vida. Obrigada", foi tudo o que ela disse a ele antes de gentilmente, mas com firmeza, empurrá-lo para fora, o que ele deixou acontecer sem resistência.

Depois de fechar a porta suavemente, ela respirou fundo. Pela primeira vez desde ontem, seus olhos caíram sobre a mala quase completetamente arrumada no banheiro. Ela providenciaria para que não encontrasse o menino quando fosse à recepção para pagar a conta e pedir um táxi para o aeroporto. Ela não tinha sobrenome, endereço, nada dele. Mas isso não a deixou triste. Era melhor assim. Ela pensou resolutamente em seu retorno à Alemanha.

Ah sim, as coisas teriam que mudar em casa!

# 5

## *ESQUI EM SÖLDEN!*

Na verdade, nós três queríamos ir a Sölden no Ötztal para umas merecidas férias de inverno. Na realidade!

Mas então Marco ligou. Ele havia sofrido uma ruptura de cápsula enquanto praticava esportes. Ele não podia montar. Mas por causa dos custos, isso não é problema, ele tem seguro de cancelamento de viagem. Devemos dirigir com calma.

Uma semana depois, Tim ligou. Seu chefe tinha uma tarefa para ele.

Acordo de vendas em Estocolmo. Ele não queria perder a chance de avanço. O patrão também arcaria com os custos das férias canceladas.

as férias, mas estou viajando sozinha? Eu estava ansioso por uma semana de esqui por um longo tempo. Mas sozinho?

Isso não seria chato?

Descer as montanhas sozinho era apenas metade da diversão em grupo. Sentar-se sozinho com o ciclista na cabana também não prometia exatamente o fator de diversão desejado. Mas eu não queria passar minhas merecidas férias sozinha em casa.

Eu também estava muito feliz por ir esquiar novamente.

Portanto, depois de muita deliberação, decidi passar o feriado sozinho.

Devido à ausência de meus dois amigos, eu tinha um grande

apartamento de três quartos e dois banheiros só para mim.

Saí muito cedo no sábado. Sölden ficava a cerca de duzentos quilômetros de Munique. Devido ao tráfego intenso na autoestrada A8, demoro pouco mais de três horas para percorrer a distância.

Mas cheguei ao meu apartamento de férias pouco antes do meio-dia, para poder esquiar à tarde.

Eu tinha deixado minha mala no apartamento, eu iria desfazer as malas mais tarde. Basta entrar nas encostas!

O sol estava brilhando, o céu estava azul, as pistas estavam bem vazias no sábado, então quase tudo estava ideal. No entanto, a neve não era tão boa. Fazia muito tempo que não nevava. Embora as pistas estivessem bem preparadas, camadas de gelo podiam se formar aqui e ali.

Depois que me acostumei com a sensação de ter tábuas debaixo dos pés de novo, aconteceu. À medida que fui ganhando coragem, escorreguei em uma placa de gelo e deslizei ladeira abaixo a toda velocidade. Deslizei um pouco antes de conseguir girar, de modo que meus pés apontassem para baixo e eu pudesse pressionar os esquis na neve para diminuir a velocidade.

Mas era quase tarde demais!

Eu deslizei em direção a um grupo de três pessoas.

Se isso correr bem.

Mas tive sorte.

Bati no sapato da mulher que estava no topo do grupo com meu esqui. Mas não tão forte que ela caiu. Ela olhou em volta com espanto, já que ela não havia notado nada sobre minha queda antes.

"Mas tenha cuidado", ela retrucou para mim enquanto apontava seus esquis para o vale e acelerou. Tudo o que vi foram calças de esqui brancas, uma jaqueta preta e longos cabelos ruivos que esvoaçavam sob o capacete de esqui.

Excelente!

Bom começo de férias. Encontrei bons amigos imediatamente.

Cabra burra!

Levantei-me, limpei a neve das minhas roupas e dirigi calmamente. Mais tarde eu vi o grupo novamente. Havia duas mulheres e um homem.

Fiquei ali o resto do dia. Não cai mais. E foi muito divertido, mesmo que eu tivesse que dirigir sozinho.

À tarde fiz a descida do vale. Uma vez no fundo, coloquei meus esquis no ombro para atravessar o estacionamento até o ônibus de esqui.

De repente, um carro deu ré em minha direção.

Aparentemente o motorista não me viu!

Eu bati minha mão na tampa do porta-malas, mas o carro ainda bateu na minha perna. Só um pouco, porém, antes que uma freada sobressaltada o fizesse parar.

A porta se abriu.

E eis que o esquiador de cabelo ruivo saiu.

"Desculpe. Eu não vi você. Alguma coisa aconteceu com você?"

"Não. Apenas correu bem. Pode haver uma contusão, mas não há problema."

"Sinto muito por isso. Provavelmente estou um pouco chateado. Vou lhe dar meu endereço. Se houver mais alguma coisa, você pode entrar em contato. Claro que pagarei por tudo."

Agora eu tive a oportunidade de olhar para eles um pouco mais intensamente. O cabelo ruivo lhe caiu bem. O rosto era estreito, com olhos verdes brilhantes que certamente podiam brilhar quando ela ria. O que é claro que ela não estava fazendo no momento. A figura só podia ser imaginada sob o grosso equipamento de esqui, mas parecia esbelta e graciosa. Altura estimada quase 170 cm. Ela deve ter cerca de 40 anos e seu nome era Natalie, como descobri pelo bilhete com o endereço. Ela morava em Nuremberg, não muito longe de Munique.

Um franconiano !

Ok, isso explica muito.

Infelizmente, a Francônia faz parte da Baviera, mas acho que só é tolerada por pena, porque senão não seriam aceitas por nenhum outro estado federal. Sim, nós, da Alta Baviera, tínhamos um grande coração.

A bela francônia me deu um aceno curto e sublime, virou-se e desapareceu de volta em seu carro.

Eu tive que me apressar porque o ônibus de esqui já estava se aproximando.

Quando cheguei ao apartamento, pulei sob um banho quente. Então desfiz minha mala.

Era bastante solitário, sozinho em um grande apartamento.

À noite caminhei por Sölden e procurei um bom restaurante. Era uma cabana rústica com boa comida e uma seleção de vinhos muito boa. Resolvi me presentear com uma garrafa de vinho tinto. Mesmo que uma garrafa fosse um pouco demais para mim sozinha. Mas era meu primeiro dia de férias, então me permiti esse luxo.

Depois da refeição surgiu uma necessidade e fui ao banheiro.

E quem eu vi no caminho até lá?

francônio ruivo !

Ela estava sentada sozinha em uma pequena mesa e olhou tristemente para um copo de coca que tinha na frente dela.

"Oi. Então nos encontramos de novo", falei com ela amigavelmente.

Ela olhou para cima e me olhou com olhos confusos.

" Uhhh ... hoje no estacionamento. Você foi gentil o suficiente para me atacar", continuei.

"Ah, sim", ela respondeu. "Desculpe, eu não reconheci você."

"Onde estão seus amigos?"

"Oh, aquele idiota," ela disse espontaneamente. Uma lágrima rolou de seu olho.

A palavra "A" parecia estranha vindo da boca delicada de uma mulher bonita, mas ela deve ter sua razão para isso.

"Tão ruim?"

"Pior ainda", ela respondeu.

"Você gostaria de vir para a mesa comigo? Eu sou solteiro também, então você pode falar sobre sua frustração se quiser."

Ela pensou por um momento e então assentiu.

"Vou sumir por um momento. Depois volto e podemos ir até lá."

Dito e feito. Quando saí do banheiro, ela se levantou e tirou de debaixo da mesa uma mochila bem grande que eu não tinha visto antes.

Quem vai a um restaurante com uma bolsa ?

Parecia haver um problema maior. Ela me seguiu e nos sentamos na minha mesa.

"Um copo de vinho também? A garrafa é demais para mim de qualquer maneira."

Ela concordou e rapidamente o garçom trouxe outro copo.

Nós brindamos um ao outro.

"Eu sou Lukas", ofereci a ela o "Du".

"Natalie," ela respondeu brevemente e acenou com a cabeça.

"Então me diga. Qual é o problema?"

"Você provavelmente viu que havia três de nós na encosta. Meu amigo Tim e minha namorada Alina ."

Eu balancei a cabeça.

"No caminho de volta para casa, Tim disse que estava com dor de cabeça e estava desmaiando. Mira se juntou a ele porque ela não tinha amigos esquiando de qualquer maneira. Por causa do tempo ensolarado, decidi continuar sozinho.

Então nos separamos e queria nos encontrar no hotel às cinco", disse ela com uma voz calma.

Ela pegou seu copo de vinho tinto e tomou um longo gole.

"Eu então dirigi por um tempo, mas não é muito divertido sozinho. Então voltei para o hotel por volta das três horas. Tim não estava em nosso quarto, embora eu achasse que ele estava deitado por causa da dor de cabeça. Então fui para a varanda fumar um cigarro. Então ouço barulhos muito claros do quarto ao lado onde Alina mora. Inclinei-me sobre o parapeito para ver o que estava acontecendo. Ela não tinha puxado as cortinas. E lá eu vejo meu Tim nu na cama, como ele fode Alina por trás. O idiota. Essa cadela! Ficamos juntos apenas três meses. E então ele me trai com minha melhor amiga! Errado, ex-namorada. Essa vaca estúpida."

Quando Natalie diz isso, as lágrimas escorrem pelo seu rosto.

"Eu fui até lá, bati na porta e gritei com metade do hotel. Tim abriu a porta nu. Então eu dei um tapa nele e voltei para o nosso quarto, joguei algumas roupas na mala e saí correndo. Eu estive sentado aqui desde então."

"Boa merda. E agora? Aonde você vai?"

"Não faço ideia. Perguntei a três hotéis se eles ainda tinham um quarto. Não quero voltar para o meu hotel. Mas está tudo coberto."

"Eu posso entender que você não queira voltar para o seu hotel. Mas você tem que dormir em algum lugar. Você não pode dormir no carro a esta temperatura."

"Não, claro que não. Provavelmente sairei depois e voltarei para casa no meu carro. São apenas cinco horas de carro até Nuremberg."

"Mas isso não é uma boa ideia. Em sua condição na Autobahn. Além disso, você já bebeu."

Eu pensei por um momento.

"Se você quiser, pode dormir no meu apartamento. Tenho espaço suficiente."

Então contei a ela sobre meus amigos e minhas férias solo não planejadas.

Ela concordou, um tanto desconfiada. Ela provavelmente pensou que eu queria tirar vantagem da situação e conseguir um coelhinho de esqui tão legal. Mas isso estava longe da minha mente.

Então ela concordou, provavelmente por necessidade.

Acabamos tranquilamente a garrafa de vinho e conversamos sobre muitas coisas, mas evitamos muito bem o assunto de amigos. Então partimos. Peguei sua bolsa e em poucos minutos chegamos ao meu apartamento. No andar de cima, mostrei a ela os quartos e deixei que ela escolhesse qual levar.

Então eu a deixei sozinha para que ela pudesse desfazer a mala.

"O banheiro é aqui", então mostrei a ela as instalações. Para chegar ao banheiro, ela teve que passar pela sala. Eu tinha escolhido o quarto com banheiro anexo, então ela tinha o outro banheiro só para ela.

Agora eu finalmente tive a oportunidade de olhar mais de perto para eles. Como eu suspeitava, ela era magra, mas não muito magra. Pernas compridas enfiadas em jeans apertados. Uma bunda firme.

Estômago fino e um seio que não era muito grande, mas combinava com sua figura. Em suma, pelos padrões da Francônia , uma mulher muito bonita. Fiquei maravilhado e impressionado ao mesmo tempo.

Já que estávamos ambos cansados, eu disse adeus e desejei-lhe boa noite, observando que ela não deveria levar isso tão a sério.

Na manhã seguinte o sol brilhou pela janela e me levantei para fazer o café da manhã. Mas eu estava atrasado. Quando entrei na sala, o café da manhã já estava na mesa e Natalie estava sentada atrás de uma grande xícara de café fumegante. Caiu um pouco, mas aparentemente ela estava se sentindo um pouco melhor. No entanto, ela tinha os olhos marejados.

"Bom dia", ela me cumprimentou gentilmente.

"Você dormiu bem?"

"Estava tudo bem. Obrigado."

No café da manhã conversamos sobre seus planos. Ela não queria ser um fardo para mim e queria dirigir para casa mais tarde hoje. Feliz por ter alguma diversão, consegui convencê-la a ficar mais alguns dias. Ela deveria aproveitar o bom tempo e ir esquiar um pouco. Ela estava tão ansiosa por isso.

Depois de alguma hesitação, ela concordou.

Passamos um dia maravilhoso nas encostas. Natalie parecia alegre e feliz. Ela era uma ótima esquiadora, para uma francônia .

À tarde, terminamos às quatro horas e seguimos para o vale.

Refresque-se em casa e tome um café. É assim que você pode aproveitar a vida. Natalie tinha se soltado cada vez mais ao longo do dia. Mas agora algo a estava incomodando.

"O que está acontecendo?"

"Eu não embalei todas as minhas coisas ontem quando fugi assim. Apenas o essencial. Você iria para o hotel comigo para pegar o resto? Estou com medo de enfrentar Tim sozinho."

"Claro, nós podemos fazer isso. É melhor se sairmos imediatamente, então você terá isso atrás de você."

Quando chegamos ao hotel, fomos direto para o quarto dela. Ela bateu e pouco tempo depois Tim abriu a porta.

"Não diga uma palavra. Eu só quero pegar minhas roupas. Então eu vou embora de novo."

"Ah, não. Faça tanto barulho ontem e encontre um novo amante hoje", disse ele arrogantemente em seu sussurrante dialeto da Francônia .

Não, isso não é possível!

Eu me aproximei dele.

"Acalme-se, pequena", eu sussurrei com um tom perigoso.

Retirou-se e sentou-se numa cadeira, muito bem comportado e intimidado. Pare Franco!

Natalie arrumou suas coisas e em cinco minutos fomos embora.

"Obrigado. Eu nunca teria feito isso sozinho. Eu provavelmente teria desistido das minhas coisas. E tudo por causa daquele idiota ... "

"Pare," eu a interrompi. "Nem sempre essa palavra. Ele também não vale a pena ficar chateado. Mesmo que ainda doa, esqueça ele o mais rápido possível!"

"Eu vou tentar. Eu só quero esquiar por mais alguns dias se eu não for um incômodo para você." Ela piscou para mim.

"Fico feliz quando tenho alguém com quem conversar. Férias sozinha é um pouco chata."

O dia seguinte foi de sol brilhante novamente. Foi divertido dirigir com ela. Eu tinha um nível muito mais alto, mas ela compensou com ousadia e coragem.

À noite saímos para comer novamente e todos foram para a cama.

Continuou assim na terça-feira.

O sol estava brilhando e nós dirigimos as rotas certas novamente. À noite, depois do banho, sentei-me na sala e li o jornal.

Aparentemente Natalie ainda não havia terminado. Depois de dez minutos, a porta do banheiro se abriu e ela saiu. Ela usava calcinha de renda preta com um sutiã combinando.

Meu queixo quase caiu.

Ela simplesmente parecia sensacional. Seu corpo tinha uma perfeição que me lembrava uma deusa grega.

"Com licença. Achei que você ainda não tinha terminado. Vou me vestir."

Eu estava prestes a dizer a ela para não usar mais nada a partir de agora, mas ela rapidamente desapareceu em seu quarto, me dando uma última olhada em sua bunda incrível.

O que era aquela bunda!

Ela tinha um traseiro apertado e tonificado que se movia graciosamente enquanto ela andava. Meu pênis também gostou disso, porque começou a se erguer, radiante de alegria.

Quando ela voltou com um agasalho fofo, fiquei pensando no que ela estava vestindo por baixo.

"O que você acha se ficarmos aqui esta noite e eu cozinhar algo para o jantar? Então teremos uma noite aconchegante. Há um grande filme saindo hoje que eu gostaria de ver."

"Claro", eu concordei.

Após a refeição, nos sentamos no pequeno sofá um ao lado do outro.

"Posso me apoiar em você? Então eu posso colocar meus pés no sofá. Eles estão ficando muito frios", ela me perguntou.

"Claro", é claro que eu respondi, todos cavalheiros.

Ela puxou os pés para cima e se jogou no sofá para que pudesse se encostar no meu peito e assistir à TV. Nós estendemos um cobertor sobre nós para que ela não ficasse ainda mais fria.

Senti o cheiro fresco de seu cabelo, senti seu calor e seu corpo fofinho.

Novamente meu membro começou a se erguer.

Espero que ela não perceba. Mas eu também não queria mudar de posição , caso contrário ela poderia se sentar de forma diferente. Então foi muito agradável.

Sua cabeça estava agora descansando no meu ombro enquanto ela assistia ao filme atentamente. Eventualmente, ela colocou a mão no meu estômago. Ela ficou muito quieta. Mas o calor parecia fazer um buraco na minha camisa. Depois de um tempo, ela começou a mover a mão muito lentamente. Ela circulou sobre meu estômago. Círculos muito pequenos que cresceram lentamente. Ela veio para a borda do meu jeans. Mas apenas marginalmente.

Então ela levantou a mão e a colocou totalmente no meu jeans, sob o qual meu pau estava agora tenso. Foi ótimo. Ela mudou sua posição ligeiramente para dar uma olhada melhor. Então ela abriu meu zíper e puxou minhas calças um pouco. Eu não usava calcinha porque eu gostava da sensação de estar nua sob jeans.

Meu pênis estava agora quase completamente exposto.

Ela se abaixou e gentilmente o levou na boca. Ela apenas deixou minha glande deslizar em sua boca. Entre ela lambeu a ponta com a língua.

"Ei, você não tem que fazer isso."

"Tolo", ela riu. "Eu sempre faço o que eu quero fazer. Acho que me apaixonei um pouco por você. Agora cale a boca e aproveite", ela sufocou qualquer outro protesto.

Novamente ela pegou a ponta na boca. Muito cuidado. Ela fez isso por um bom tempo e eu realmente gostei. Então, de repente, ela o absorveu completamente. Meu pau desapareceu em sua boca até a raiz. Eu gemi. Isso foi tão incrível. De novo e de novo ela o deixou desaparecer completamente em sua boca. Engasguei um pouco quando empurrei contra sua garganta, mas isso pareceu excitá-la ainda mais. Cuspe saiu de sua boca, desceu pelo meu pau até o saco, que apertou mais e mais. Se ela continuasse assim, não demoraria muito para que eu atirasse meu gozo em sua garganta.

"Pare. Eu estarei aí, quero mimá-lo também. Ainda temos muito tempo."

Eu puxei seu queixo para cima e nós afundamos em um beijo intenso, deixando nossas línguas dançarem. No meio, eu beijei seu pescoço, mordisquei suas orelhas e gemi nele porque ela continuou correndo a mão para cima e para baixo no meu pênis.

As mordiscadas e gemidos provavelmente a excitaram, porque sua respiração também começou a ficar irregular. Ou era minha mão, que eu havia enfiado na calça de seu agasalho por cima e que eu estava acariciando sua calcinha de renda?

"Você quer continuar assistindo o filme ou devemos nos aconchegar ao lado?"

“Oh, eu conheço o filme por dentro e por fora . " Foi apenas uma desculpa para passar uma noite de TV com você e ficar mais perto de você", ela sorriu. "Funcionou bem."

Fomos ao lado do meu quarto.

Ela caminhou na minha frente, abaixando brevemente sua calça de moletom para que eu pudesse ver seu traseiro apertado. Então ela agarrou o cós de volta. Eu faria isso com hoje, essa bunda incrivelmente doce!

Uma vez no quarto, ela caiu de costas na cama. Eu queria segui-la, mas ela me fez sinal com um movimento claro da mão para eu parar.

"Abaixe suas calças. Eu quero ver uma coisa também enquanto você pode me observar."

Eu preferia nada!

Tirei minha calça e camiseta.

Fiquei completamente nua contra a parede da sala com meu pau duro para fora. Natalie lentamente abriu o zíper de sua jaqueta, provocantemente lentamente. Então ela puxou os dois lados para trás. Seu seio envolto no sutiã mágico agora era bom para eu ver. Ela apertou os dois montes juntos com os braços. Como eu gostaria de deslizar meu pau no meio ou gozar nele. Ou melhor ainda, os dois!

Ela alcançou o sutiã com uma mão e tirou um mamilo. Lentamente, ela passou o dedo sobre o botão já endurecido. Então ela beliscou o mamilo com firmeza com o dedo indicador e o polegar. Com um gemido, ela jogou a cabeça para trás. Ela parecia ter seios sensíveis.

Então ela deslizou a outra mão em sua cintura e brincou com sua virilha. Como eu gostaria de ver mais agora. Minha mão estava no meu pau agora, acariciando para frente e para trás muito lentamente.

"Mas não goze. Eu quero o seu suco. Claro?"

Eu balancei a cabeça em concordância.

Agora ela tirou a calça de moletom pelas pernas. Para fazer isso, ela levantou levemente as nádegas. Entre suas coxas eu podia ver o tecido esticado de sua calcinha.

Quando ela puxou as calças sobre os pés, ela deixou suas pernas se abrirem. Ela pressionou firmemente com ambas as mãos em seu púbis . Um dedo pareceu penetrar sua vagina através do tecido. Ela se ergueu.

Com um pequeno grito, ela puxou a calcinha de lado.

Sua vagina estava nua na minha frente. Ela foi completamente raspada em torno de seus lábios. Apenas acima do clitóris havia um pequeno triângulo de cabelo vermelho-fogo.

Gemendo, ela empurrou o primeiro, depois o segundo dedo em sua coluna. Ela empurrou rapidamente e observou meu pênis apertado, que eu massageei suavemente.

Ela estava linda!

Apenas o sutiã do qual uma de suas maravilhosas maçãs caiu. Com as pernas bem abertas, os dedos empurrando em seu buraco uma e outra vez.

Não aguentei mais e fui até a cama para dar uma olhada nela.

"Bem, finalmente! Eu pensei que você ia ficar lá a noite toda."

Ela se masturbava cada vez mais selvagemente. Suas costas arquearam para cima enquanto os dois dedos desapareciam profundamente em sua vulva.

"Esguiche na minha cara. Eu quero provar seu suco."

Eu só tive que puxar meu prepúcio para trás duas vezes antes que meu clímax fosse anunciado. Gemendo, o primeiro respingo caiu em seu rosto e a atingiu na testa. Os seguintes também pousaram em seu rosto, que estava contorcido de luxúria.

Seu orgasmo veio ao mesmo tempo. Enquanto meu esperma descia por seu rosto, seu corpo tremia em movimentos quase espásticos.

Ela se contorceu e empinou de novo e de novo.

Eu estava rapidamente na cama.

Eu empurrei sua calcinha de lado e enfiei meu pênis em sua vagina molhada. Isso pareceu prolongar seu clímax.

Eu empurrei nela com força algumas vezes.

Então eu desabei sobre ela, exausta. Ela também era plana.

Eu rolei de cima dela e a abracei. Ficamos ali em silêncio por alguns minutos.

"Isso foi tão legal", ela sussurrou em meu ouvido, "eu desejei isso esta manhã. Agora que a primeira pressão se foi, temos muito tempo e podemos aproveitar."

Devemos ter ficado assim por um quarto de hora antes de minhas mãos vagarem. Primeiro eu a libertei de seu sutiã.

Apoiado no meu braço, eu podia olhar para ela agora. Ela era atleticamente magra. Sem barriga ou alças de amor, mas ainda muito feminina. Com um puxão, eu a virei de bruços para dar uma boa olhada nas costas também.

Ela tinha uma bunda quase pequena, mas incrivelmente doce. Mas eu já tinha visto isso quando ela saiu do banheiro.

Acariciei as omoplatas, massageando-as um pouco, o que ela ronronou em resposta.

Minha mão vagarosamente vagou mais fundo em suas nádegas. Ambas as mãos estavam agora em suas nádegas, metade em cada mão.

Separei minha bunda com muita facilidade.

Eu podia ver seu pequeno ânus. Ficou muito lindo. Vamos ver como ela reagiu. Eu gentilmente passei um dedo pela abertura, toquei seu ânus muito levemente sem ficar lá. Ela se encolheu um pouco quando toquei seu esfíncter, mas ela não parecia desconfortável.

Eu a rolei de costas e beijei seus seios. Chupou suas verrugas em minha boca levemente. Mordendo as pontas. Sua respiração ficou um pouco mais pesada.

Então eu caminhei mais fundo. Lambeu o umbigo com a língua. Ficou um pouco mais profundo. Molhe seu triângulo denso de pêlos pubianos com a minha língua antes de lamber o clitóris saliente atrevido com a ponta da minha língua pela primeira vez.

Com um suspiro, ela pressionou minha cabeça com mais firmeza em seu sexo. Eu a lambi mais forte. Separou um pouco os lábios de sua boceta com as duas mãos para enfiar a língua naquele buraco rosa.

Eu adicionei um dedo e empurrei em sua vagina. Ela se contorceu mais e mais debaixo de mim. Gostei deste tratamento.

Joguei cuspe da minha boca em seu períneo. Com a outra mão acariciei o suco na direção da roseta, sem interromper o tratamento de sua vagina agora encharcada.

Eu lentamente corri meu dedo por suas nádegas. Desta vez com um pouco mais de pressão em sua roseta.

"Sim, continue. Estarei em breve."

Você quis dizer frente ou verso? Ou ambos?

Meu dedo pressionou cada vez mais forte em seu ânus. Então a resistência foi superada e eu escorreguei em seus intestinos quentes até a primeira articulação. Não um movimento defensivo, mas sim um empurrão contra ele.

"Mais! Foda-me em ambos os buracos" ela quase gritou.

Ela poderia ter isso!

Com dois dedos em sua vagina e um dedo em seu intestino, comecei a penetrá-la forte e rápido.

Então chegou a hora. Ela gozou com um suspiro violento que fez meus dedos escorregarem para fora de sua vagina.

Ela se contorceu, tremeu e gemeu de uma maneira que eu nunca tinha visto uma mulher fazer.

Ela então deitou lá, respirando pesadamente.

"Oh, isso foi tão legal. Eu me senti tão duro. Como você sabe que eu gosto de ser mimada anal?"

"Eu não sabia, mas pensei em tentar", respondi.

"Agora eu quero sentir você. Enfie seu pau em mim."

"Você pode fazer isso de novo?"

"Eu sempre poderia continuar. Você me deixa com tanto tesão."

Eu lentamente empurrei meu pênis duro em sua vagina. Centímetro por centímetro. Eu queria saborear aquela sensação de primeira intrusão. Eu lentamente comecei a empurrar. Ela estava respirando mais rápido novamente.

Como eu já tinha feito amizade, tivemos algum tempo antes que o suco disparasse novamente.

Eu transei com ela por um bom tempo, enquanto ela ficava olhando nos meus olhos. Ela estava respirando cada vez mais rápido. Foi quase um suspiro. Então ela me empurrou um pouco.

"Agora foda minha bunda."

Ela se virou debaixo de mim e ficou de joelhos. Como resultado, seu lindo traseiro estava esticado. Eu cuidadosamente coloquei a ponta do meu pau em sua roseta, que ainda estava um pouco aberta do tratamento anterior do dedo.

Eu facilmente empurrei a glande através de seu esfíncter. Eu não queria machucá-la. Mas ela tinha outros planos. Com um puxão para trás, ela se empalou no meu espigão. Agora estava quase completamente desaparecido em seus intestinos.

Eu lentamente comecei a empurrar. Sempre um pouco mais

fundo, até que ele desapareceu completamente dentro dela.

"Empresa. foda -me mais rápido."

Eu não precisava ser dito duas vezes. Eu empurrei cada vez mais forte agora. Não demoraria muito para que eu gozasse neste buraco apertado. Sua mão tinha desaparecido entre suas pernas e ela estava esfregando seu clitóris.

"Esguiche tudo na minha bunda", ela me animou.

Então chegou a minha vez!

Descarreguei impulso após impulso em suas nádegas. Quase ao mesmo tempo ela estava pronta. Ela veio pela terceira vez naquela noite. Não tão violento quanto antes, mas ainda bem audível.

"Uau, agora eu terminei."

"Eu espero que sim," eu respondi exausta.

"Ainda pode ser umas férias agradáveis", ela sorriu, aconchegando-se a mim, "mas agora eu tenho que dormir."

Ela virou para o lado e logo depois já estava no reino dos sonhos.

Olhei para esta linda mulher com ternura.

Eu estava prestes a me apaixonar por ela?

Em uma Francônia!

Isso na verdade não é possível.

Mas meu coração provavelmente decidiu o contrário.

www.ingramcontent.com/pod-product-compliance
Lightning Source LLC
LaVergne TN
LVHW012055160826
845678LV00014B/2832

* 9 7 9 8 3 5 3 1 0 3 2 9 5 *